主 编

P. Marco Fisichella[美]
Marco G. Patti[美]

主 译

李志刚

食管手术技术
图解

Atlas of Esophageal Surgery

上海科学技术出版社

图书在版编目(CIP)数据

食管手术技术图解 / (美) 马尔科·费西凯拉(P. Marco Fisichella),
(美) 马尔科·帕蒂(Marco G. Patti)主编 ;李志刚主译. — 上海 :上海科
学技术出版社, 2017.1
　　ISBN 978-7-5478-3199-1

　　Ⅰ.①食… Ⅱ.①马… ②马… ③李… Ⅲ.①食管疾
病-外科手术-图解 Ⅳ.①R655.4-64

　　中国版本图书馆CIP数据核字(2016)第186674号

Translation from the English language edition:
Atlas of Esophageal Surgery
edited by P. Marco Fisichella and Marco G. Patti
Copyright © Springer International Publishing Switzerland 2015
Springer International Publishing AG is part of Springer Science+Business Media
All Rights Reserved

食管手术技术图解

主编　P. Marco Fisichella[美]　　Marco G.Patti[美]
主译　李志刚

- - - - - - - - - - - - - - - - -

上海世纪出版股份有限公司
上 海 科 学 技 术 出 版 社　出版
(上海钦州南路71号　邮政编码200235)

上海世纪出版股份有限公司发行中心发行

200001　上海福建中路193号　www.ewen.co

浙江新华印刷技术有限公司印刷

开本889×1194　1/16　印张9.5　插页4

字数:230千字

2017年1月第1版　2017年1月第1次印刷

ISBN 978-7-5478-3199-1/R·1201

定价:148.00元

内容提要

本书是关于食管手术的最新图谱，涵盖了食管外科及介入治疗技术的最新进展，由美国该领域著名教授 P. Marco Fisichella 和 Marco G. Patti，以及其余 24 名专家总结典型病例编写而成。全书共 18 章，着重就食管手术发展史、食管疾病的影像学检查和功能检查、介入性内镜诊治、不同食管手术方式的手术步骤和术后护理等内容，通过手术照片和线条图并辅以文字说明的形式，进行全面、翔实的描述。

本书对于规范手术方法、提高手术技巧有着非常重要的作用，可以对各年资的胸外科和食管外科医师，以及食管外科相关辅助科室的医师提供指导与帮助。

献给伟大的外科大师、
思想家和教育家 Lawrence W. Way

译者名单

主　译　李志刚

译　者　（以姓氏笔画为序）

叶　波　上海交通大学附属胸科医院
华　荣　上海交通大学附属胸科医院
刘大海　山东省莱芜市人民医院
孙益峰　上海交通大学附属胸科医院
李志刚　上海交通大学附属胸科医院
杨　洋　上海交通大学附属胸科医院
杨　煜　上海交通大学附属胸科医院
张晓彬　上海交通大学附属胸科医院
茅　腾　上海交通大学附属胸科医院
郝曙光　河南省新乡市中心医院
殷世杰　云南省文山壮族苗族自治州人民医院
郭旭峰　上海交通大学附属胸科医院
程子明　山东省临沂市沂水中心医院

编者名单

主　编

P. Marco Fisichella, MD, MBA, FACS
Department of Surgery, Harvard Medical School,
VA Boston Healthcare System, Roxbury, MA,
USA

Marco G. Patti, MD, FACS
Department of Surgery, Center for Esophageal
Diseases, University of Chicago Pritzker School
of Medicine, Chicago, IL, USA

编　者

Bernardo Borraez
Department of Surgery, Center for Esophageal
Diseases, University of Chicago Pritzker School
of Medicine, Chicago, IL, USA

Rym El Khoury
Department of Surgery, Northwestern Memorial,
Chicago, IL, USA

Lorenzo Ferri
Department of Surgery, McGill University and
Montreal General Hospital, Montreal, QC,
Canada

P. Marco Fisichella, MD, MBA, FACS
Department of Surgery, Harvard Medical School,
VA Boston Healthcare System, Roxbury, MA,
USA

John Gooey
Department of Otolaryngology—Head and Neck
Surgery, Boston University Medical Center and
Boston VA Healthcare System, Boston, MA,
USA

Fernando A. M. Herbella
Department of Surgery, Escola Paulista de
Medicina, Sao Paulo, Brazil

Eric S. Hungness
Department of Surgery, Northwestern Memorial,
Chicago, IL, USA

Anahita Jalilvand
Department of Surgery, The Ohio State
University, Columbus, OH, USA

Jennifer Jolley

Division of General Surgery, University of Nebraska Medical Center, Omaha, NE, USA

Vishnu R. Kannabiran

Department of Otolaryngology—Head and Neck Surgery, Boston University Medical Center and Boston VA Healthcare System, Boston, MA, USA

Tammy Kindel

Division of General Surgery, University of Nebraska Medical Center, Omaha, NE, USA

Wai-Kit Lo

Department of Gastroenterology, VA Boston Healthcare System, Boston, MA, USA

Donald E. Low

Section of General Thoracic Surgery, Virginia Mason Medical Center, Seattle, WA, USA

Hiroshi Mashimo

Division of Gastroenterology, VA Boston Healthcare System, Boston, MA, USA

Jukes P. Namm

Department of Surgery, University of Chicago Medicine, Chicago, IL, USA

Dmitry Oleynikov

Section of Gastrointestinal / Minimally Invasive Surgery, Department of Surgery, University of Nebraska Medical Center, Omaha, NE, USA

Marco G. Patti, MD, FACS

Department of Surgery, Center for Esophageal Diseases, University of Chicago Pritzker School of Medicine, Chicago, IL, USA

Carlos A. Pellegrini

Department of Surgery, School of Medicine, University of Washington, Seattle, WA, USA

Mitchell C. Posner

Department of Surgery, University of Chicago Medicine, Chicago, IL, USA

Vivek Prachand

Department of Surgery, University of Chicago, Chicago, IL, USA

Mauricio Ramirez

Department of General Surgery, University of Chicago, Oak Park, IL, USA

Henner M. Schmidt

Department of Thoracic Surgery and Thoracic Oncology, Virginia Mason Medical Center, Seattle, WA, USA

Monisha Sudarshan

Department of Surgery, McGill University and Montreal General Hospital, Montreal, QC, Canada

Yutaka Tomizawa

Department of Medicine, Section of Gastroenterology, Hepatology and Nutrition, The University of Chicago Medicine, Chicago, IL, USA

Irving Waxman

The Center for Endoscopic Research and Therapeutics(CERT), The University of Chicago Medicine and Biological Sciences, Chicago, IL, USA

Marina Zamuner

Faculty of Medicine, Pontifical Catholic University of Campinas（PUC- Campinas）, Campinas, Brazil

中文版前言

　　这是一本不可多得的食管外科简明手术图谱。

　　正如作者在前言中所说，本书并非是一本面面俱到、让人看了昏昏欲睡的鸿篇巨著，而是一本非常专注于该领域著名专家独特技术的实用教材。虽然该书是针对西方国家食管患者人群疾病诊疗的专著，但其中诸多诊疗领域恰恰是我国食管外科医师所不熟悉的，如抗反流手术、贲门失弛缓症治疗。而这些疾病在我们的临床工作中又经常遇到。因此，此书是我国食管外科医师在胃食管交界领域非常难得的补充教材。译者曾有多年美国留学经验，曾在包括对食管疾病外科治疗享有诸多声誉的 Cleveland Clinic、Mayo Clinic 和 UPMC 作为访问学者，阅读此书后，认为此书代表了目前北美食管外科的最高水准。

　　本书的特点很多，我们不能逐一介绍，但请读者注意以下几点，或许会大有收获：首先是生动的病例式叙述，在每一个术式之前都是通过一个典型的病例展开，这极大地增加了生动性和可读性，并为我们提供了非常清晰的临床诊疗思路。其次，原著者提供了大量清晰简明的手术图片，除了术中照片外，还有很多手工绘制的线条图，尤其是后者，对于读者迅速掌握术者意图非常有帮助。最后，作者在每一章末尾都有手术的注意点和重要参考文献罗列，将帮助我们延伸学习。

　　原著作者 P. Marco Fisichella 是美国芝加哥 Loyola 大学的著名教授，在食管外科领域，特别是微创食管外科领域享有盛名，在国内也有着众多读者。Fisichella 教授十分推崇他的微创外科的理念，其手术技术一流。Marco G. Patti 是美国芝加哥 Illinois 大学的全职教授，主要从事食管外科领域的研究，长期以来发表了大量关于食管外科的学术著作，在食管外科具有重要的影响力。

　　本书非常适合我国胸外科和普外科领域专注于食管疾病外科治疗的医师研读，尤其是其中的良性食管疾病治疗部分，适合所有级别的医师作为参考，甚至可以用来做术前宣教。希望这样一本简明、清晰又不乏优美文字的著作能得到大家的喜爱，并给患者带来益处。

此书的翻译人员主要来自上海交通大学附属胸科医院胸外科的医师，包括茅腾、孙益峰、郭旭峰、华荣、杨煜、叶波、张晓彬医师，此外还包括来我院进修研习的部分医师，他们也以极大的热情和高质量的工作参与本书的翻译过程，他们是：山东省莱芜市人民医院胸外科的刘大海医师、山东省临沂市沂水中心医院胸外科的程子明医师、河南省新乡市中心医院胸外科的郝曙光医师、云南省文山壮族苗族自治州人民医院胸外科的殷世杰医师，在此表示感谢。

由于时间有限，书稿中难免有无法完美诠释原著意图的不足之处，还望读者指正。

李志刚

上海交通大学附属胸科医院　胸外科·食管外科

2016年8月于上海

英文版序言

　　《食管手术技术图解》是一部侧重于讲解胃食管交界处手术技术的专著。每一章都简洁地对相关标题进行描述，并配有众多栩栩如生的图片。描述的内容包括：食管手术发展史、食管功能检查、术前影像学检查和病理检测，以及食管良、恶性肿瘤手术操作。每一章都通过相关病例很好地诠释其内容，很精练，重点突出，并且导向性很强。我相信这本书的主要阅读群体是想要学习食管手术的住院医师以及年轻而经验缺乏的胸外科医师，甚至可能是即将进行手术并期望了解其手术内容的患者。在本书的章节设计之初，就避免面面俱到，其他可替代术式也不在描述之列，而是重点突出章节作者（通常是食管外科领域的著名专家）的独特技巧和经验总结。本书尤其适合喜欢图谱这种直观性强的表现形式的读者阅读。

　　本书献给 Lawrence W. Way 教授。Way 博士的整个医学教学生涯都在加利福尼亚大学旧金山分校度过，他在住院医师以及教学医师心中的地位非常高。Way 博士是我的导师，我非常荣幸能够成为他的学生。从结束教学培训直至成为正教授，我一直与 Way 博士一起工作。14 年里，我很荣幸能够有机会得到他的指导和建议。Way 博士喜欢别人称呼他为 Larry，他是一位真正的外科大师。Larry 的技术能力是非凡的：在手术室里，他从容自若，能够进行非常复杂的腹部外科手术；在手术时，他总能找到最合适的手术野以达到最佳操作效果。但 Way 博士最独特的地方还在于每当其他医师在手术室遇到困难而向他求助的时候，他总是沉着冷静、谦虚谨慎。他带着征求意见的口吻说："我能否洗手上台看一下？"而当问题解决时，看起来却像是陷入困境的主管医师自己的功劳。他总会在那个时刻，客气地说："感谢给我洗手上台的机会。"这些都给我留下了永生难忘的印象，我立志要学习 Larry 的处事态度。他的交流技巧非常独到，且文笔极佳。他的文字风格简洁、直白、清晰。Larry 希望其他同事也能有这种风格。为此,他会重复修改文章直至其能够清晰地表达正确的意思。我们这些能够有幸与他或为他工作的人永远都会记得他手稿上生动的"红标记"。Larry,感谢您耐心地帮助我们成为更好的外科医师,并让我们学到最佳的交流方式。我要感谢本书的作者给我这个机会来写序言,我想 Larry 应该会删除这一部分,因为他的谦虚品质会使他认为感谢的话语太长。Larry,我向您保证,其实我写得并不多,这只是冰山一角。

Seattle, WA, USA   Carlos A. Pellegrini, MD, FACS

英文版前言

很少有哪个外科领域受微创外科的影响比食管外科更大。现在，腹腔镜 Heller 手术治疗贲门失弛缓症或腹腔镜 Nissen 胃底折叠术治疗胃食管反流病已经被认为是标准术式了。此外，一些疾病，诸如重度异型增生的 Barrett 食管或早期食管黏膜下肿瘤，都可以通过内镜方式成功治疗，如射频消融术和内镜黏膜切除术。这就避免了大部分患者食管被切除的风险。

终于，众多医疗中心现在开始通过微创手术实现食管切除。与传统开胸手术相比，微创手术并发症的发生率和病死率都有所降低，并且其肿瘤学治疗效果并不逊色于开胸手术。

本书描述了常见食管疾病的微创手术治疗，通过一系列的文字、手术图片以及线条图来展示手术方法和操作技巧。对于住院医师、进修医师及希望通过微创手术来治疗患者的医师来说，这本书非常有指导意义。

Boston, MA, USA   P. Marco Fisichella, MD, MBA, FACS

Chicago, IL, USA   Marco G. Patti, MD, FACS

致　谢

在此要感谢 Claudia M. Grosz, CMI 为本书提供的医学插图。Claudia M. Grosz, CMI 从事医学插图工作 20 余年。起初工作的主要内容是为医疗出版领域创作患者教育材料，随后开始为 Loyola 大学医疗中心的国际知名专家和学者创作插图。Grosz 女士创作的插图广受欢迎，有同事认出在美剧《豪斯医师》等中的病历上就出现过她的插图。Grosz 女士曾获得很多医学插画家协会的奖项，包括著名的 Vesalius Trust Certificate of Merit，此奖项旨在表彰对医学教育事业做出特别贡献的人士。Grosz 女士拥有 Michigan 大学医学和生物学插画领域 Master of Fine Arts 学位。目前她在伊利诺伊州的 Evanston 工作室工作。

目　录

第1章
食管手术史
History of Esophageal Surgery

Fernando A.M. Herbella, Marina Zamuner, P.Marco Fisichella
茅 腾 译

食管手术的历史并不久远。尽管有一些未经考证的资料显示远古时期的外科医师和现代医学的先驱者们早已进行颈部食管疾病的治疗，但一系列真正意义上的手术规程——不仅仅经口探查食管——直到20世纪才被发表。手术治疗食管良性疾病的发展，依赖于对食管生理功能的认知和诊断手段的开发。除此之外，对食管恶性疾病的治疗，则因为一些技术上的限制，尤其是实施开胸术的困难和对破坏迷走神经的担忧，导致其发展受阻数十年。

那些有关最早期手术方法的原始描述和它们独一无二的命名都被保留了下来，以示对这些手术方法的创造者、最知名的实施者或完善者的崇敬之情。这一章是现代成人食管手术起源和发展的图文梗概介绍。

良性病变

胃食管反流病

Nissen胃底折叠术是目前治疗胃食管反流病（gastroesophageal reflux disease, GERD）最常用的手术治疗手段。这一技术对于绝大多数符合手术指征的患者皆适用，并有良好持久的手术疗效。

德国医师Rudolph Nissen（图1-1）生于1896年，早年师从著名教授Sauerbruch，之后，Sauerbruch离开了德国前往土耳其，短暂停留后搬至美国生活了12年。再后来，Nissen医师迁至瑞士，在这

里，他成为了外科主席直至退休，期间描述了胃底折叠术的手术方法，他于1981年逝世。

在1956年以前，胃食管反流病和食管裂孔疝并无区分，两者均采用回纳疝出的胃部和胃固定术来进行外科治疗。毫无疑问，治疗效果是令人沮丧的。Nissen回顾了1例贲门切除手术，在术中他使用类似Witzel胃造口术的方法用胃对吻合口进行保护，患者术后没有并发食管炎。之后，他

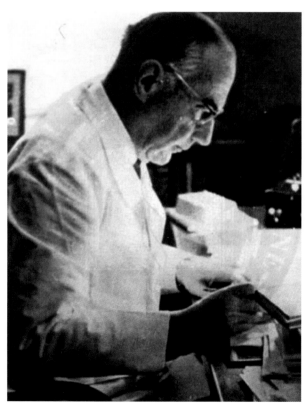

图1-1　Rudolph Nissen（引自National Library of Medicine）

开始尝试用胃底包绕 GERD 患者的食管末端,并于 1956 年首次公开发表了 2 例使用新方法治疗的手术病例,将之命名为"胃底折叠术"。之后他发表数据显示经由新手术方式治疗的食管裂孔疝和反流病患者,有 88% 取得临床和影像学上的治愈。Nissen 的手术方法被迅速推广采纳。

最初的胃底折叠术(图 1 - 2)采用胃后壁包绕 3~6 cm 食管下端,不游离胃短血管,也不附加裂孔成形。如图所示,Nissen 的助手 Rossetti 发表了针对肥胖患者使用胃底前壁作为折叠的改良手术方法。这一技术的其他特征还包括针对巨大裂孔疝的侧方关闭裂孔技术。通过将 wrap 环胃底固定缝合在胃壁上使重建更为牢固,以取代食管和胃底固定的传统方法。经年累月,这一手术方式的各种改良不断出现(图 1 - 2)。

Nissen 胃底折叠术导致了打嗝困难这一新手术并发症,并有一定数量的患者产生了吞咽障碍。为了预防此类并发症,一些学者(如 Toupet, Lind)发展出胃底部分折叠术,而另一些外科医师则坚持在完全胃底折叠术的技术上进行改良。在 1977 年,Donahue 等创造出一种宽松折叠的方法,称为"宽松 Nissen 胃底折叠术"。DeMeester 等学者于 1986 年描述了一种增加扩张探条口径至 60 F,并减少折叠 wrap 环宽度至 1 cm 的宽松折叠方法。史上第 1 台微创抗反流手术在 1991 年由 Dallemagne 等医师实施,此时距离第 1 台腹腔镜下胆囊切除术仅隔 4 年。至此,现代医学上的腹腔镜"松、短"的 Nissen 胃底折叠术正式诞生。

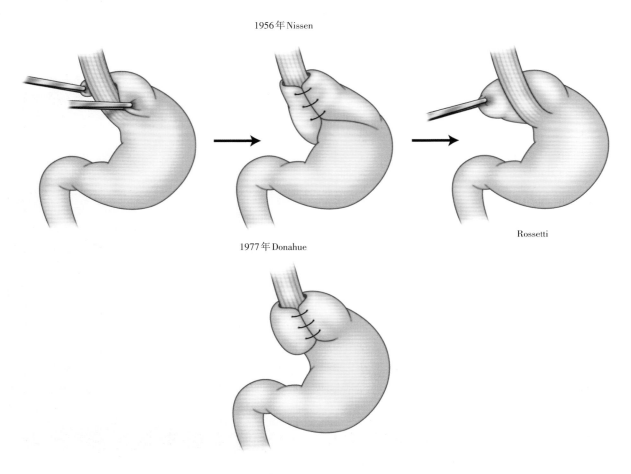

1956年Nissen

1977年Donahue

Rossetti

图 1 - 2 Nissen 抗反流术式演变,由最初 1956 年被描述的长而紧的折叠演变到最终的短而松。另外还有一些其他小的改良,例如应用胃前壁、离断胃短血管,如图所示

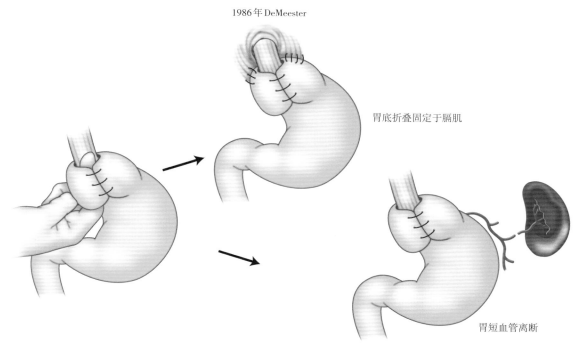

1986年DeMeester

胃底折叠固定于膈肌

胃短血管离断

图1-2 （续）

贲门失弛缓症

Ernst Heller（图1-3）医师发明了一种非常成功的技术来治疗贲门失弛缓症，和Nissen发明的胃底折叠术治疗胃食管反流一样，这种方法可以用来治疗大部分此类患者。Heller医师生于1877年（德国Eichenwalde），1964年卒于德国的Leipzig。1913年，他描述了这种著名的肌层切开术。

贲门失弛缓症的外科治疗起于胃食管交界处的贲门成形术，而Heller的"黏膜外贲门成形术"（图1-4）是受幽门肌层切开的启发，并由Gottstein医师在1901年最早提出，但他并没有真正实施。这种手术是将食管黏膜外前方和后方的肌层纵向切开8 cm，从扩张的食管一直延伸至小部分的胃，通过肋缘下切口完成。此外，大网膜被固定在切口的前方，以作为暴露黏膜的附加保护。1918年，Groeneveldt改良为单侧切开，并更为广泛地被应用，之后胃底折叠也被作为手术的一部分。1991年，Shimi等完成了第1例微创肌层切开术。

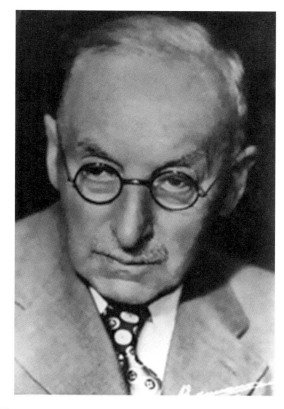

图1-3 Ernst Carl Paul Heller（引自Weiner RA. Ernst Heller and die myotomie. Chirurg. 2014；85；1016-1022；经Springer Science＋Business Media允许）

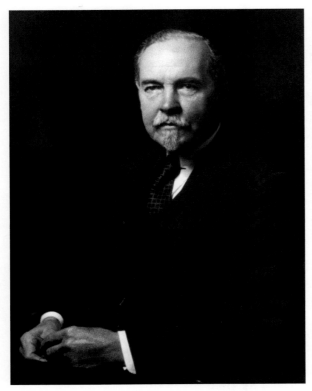

图 1 - 4　Franz Torek（引自 National Library of Medicine）

恶性病变

食管癌

通常认为经食管裂孔的食管切除术应早于经胸手术的出现，因为在机械通气技术发明之前，这项技术由于避免了开胸步骤，应该可以实施。但实际上，这两种手术方式同时起源于 1913 年。

1913 年，德国外科医师 Alwin von Ach（1875～1924 年）在他的博士论文中描述了首例未经开胸的食管切除术，有关他的记述资料非常少。胃近端与食管离断并连接钢条后，将食管从颈部剥离后切除（图 1 - 5a）。术中消化道未被重建，患者于术后第 17 天死亡。

1 位在美国工作的德国籍外科医师 Franz John A. Torek（1861～1938 年）在同年成功开展了首例经胸入路食管切除术。该病例没有重建消化道，但患者经由 1 根连接颈部食管造口和胃造口的体外橡皮软管进食（图 1 - 5b 上部），较前一病例获得了更长的生存期。

1931 年，Turner 成功实施了首例重建消化道（使用皮瓣）的经食管裂孔食管切除术（图 1 - 5a 左下部）。1933 年，日本医师 Ohsawa 报道了初次使用胃重建被切除食管（图 1 - 5b 左下部）。1946 年，Lewis 发表了两步法的食管切除术，使用 1 个右胸开口和 1 个独立腹部切口完成，并一起实施消化道重建（图 1 - 5c）。到 1976 年，McKeown 建议可行三段式手术，通过增加的颈部切口完成吻合，以避免严重的胸内吻合口瘘并发症的发生（图 1 - 5d）。De Paula 等于 1995 年实施了首例微创经食管裂孔食管切除术。

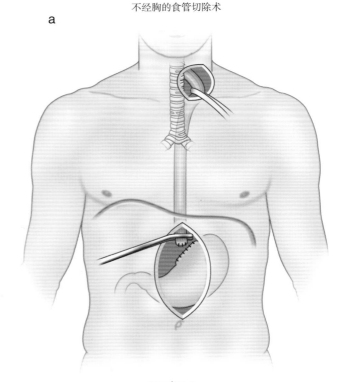

不经胸的食管切除术

a

1913 年 Ach

图 1 - 5　食管切除的进化过程。不经胸的食管切除术（a）与经胸的食管切除术（b～d）具有一个平行发展的过程。消化道重建是在随后数年才出现的

经胸食管切除术

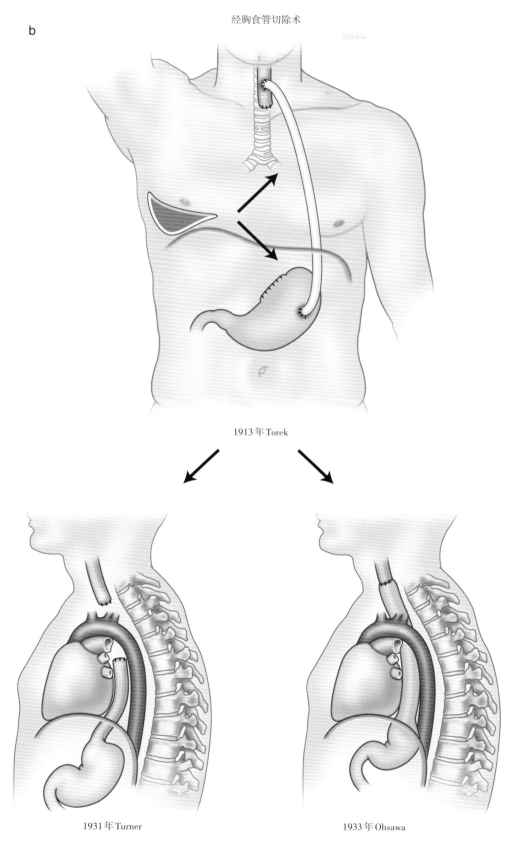

1913年 Torek

1931年 Turner

1933年 Ohsawa

图1-5　（续）

c 经胸食管切除术（右胸、腹正中二切口）

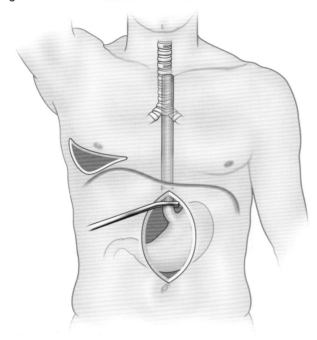

d 经胸食管切除术（左颈、右胸、腹正中三切口）

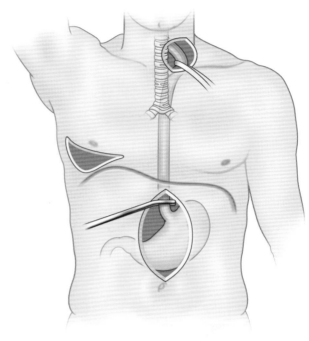

1946年Ivor Lewis

1976年McKeown

图1-5 （续）

·参·考·文·献·

［1］ Brewer 3rd LA. History of surgery of the esophagus. Am J Surg. 1980；139：730-743.

［2］ Dallemagne B, Weerts JM, Jehaes C, et al. Laparoscopic Nissen fundoplication: preliminary report. Surg Laparosc Endosc. 1991；1：138-143.

［3］ DePaula AL, Hashiba K, Ferreira EA, et al. Laparoscopic transhiatal esophagectomy with esophagogastroplasty. Surg Laparosc Endosc. 1995；5：1-5.

［4］ Dor J, Humbert P, Dor V, et al. L'intérêt de la technique de Nissen modifiéedans le prévention du reflux après cardiomyotomie extramuquese de Heller. Mem Acad Chir. 1962；27：877-883.

［5］ Dubecz A, Kun L, Stadlhuber RJ, et al. The origins of an operation: a brief history of transhiatal esophagectomy. Ann Surg. 2009；249：535-540.

［6］ Dubecz A, Schwartz SI. Franz John A. Torek. Ann Thorac Surg. 2008；85：1497-1499.

［7］ Heller E. Extramuköse Cardioplastik beim chronischen-Cardiospasmus mit Dilatation des Oesphagus. Mitt Grenzgeb Med Chir. 1913；27：141-149.

［8］ Herbella FA, Oliveira DR, Del Grande JC. Eponyms in esophageal surgery. Dis Esophagus. 2004；17：1-9.

［9］ Krupp S, Rossetti M. Surgical treatment of hiatal hernias by fundoplication and gastropexy (Nissen repair). Ann Surg. 1966；164：927-934.

［10］ Kun L, Herbella FA, Dubecz A. 1913: Annus mirabilis of esophageal surgery. Thorac Cardiovasc Surg. 2013；61：460-463.

［11］ Lortat-Jacob JL. Traitement chirurgical du cardiospasme. Sem Hop. 1953；10：1.

［12］ Nissen R. Eine einfache Operation zur Beeinflussung der Refluxoesophagitis. Schweiz Med Wschr. 1956；86：590-592.

［13］ Nissen R. Gastropexy and "fundoplication" in surgical treatment of hiatal hernia. Am J Dig Dis. 1961；6：954-961.

［14］ Shimi S, Nathanson LK, Cuschieri A. Laparoscopic cardiomyotomy for achalasia. J R Coll Surg Edinb. 1991；36：152-154.

［15］ Torek F. The first successful case of resection of the thoracic portion of the oesophagus for carcinoma. Surg Gynecol Obstet. 1913；16：614-617.

［16］ von Ach A. Beiträge zur ösophagus-chirurgie [dissertation]. Munich: J.F. Lehmann's Verlag; 1913.

第2章
食管疾病的影像学评估
Radiologic Evaluation of Esophageal Diseases

Bernardo Borraez, Marco G.Patti
茅 腾 译

钡餐造影检查(图2－1～图2－25)是食管疾病评估中必要的手段。这项检查可以定义很多解剖标志,并对制订治疗计划非常有用。CT(图2－26、图2－27)和PET检查(图2－28)是食管癌患者重要的检查手段。这个章节的目的是提供给读者大部分常见食管疾病的正常和有病理改变的影像学表现,并用图解来说明影像学评估对于诊断和随访是相互补充和缺一不可的。

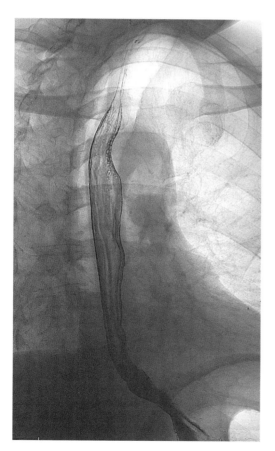

图2－1　钡餐造影影像:正常食管

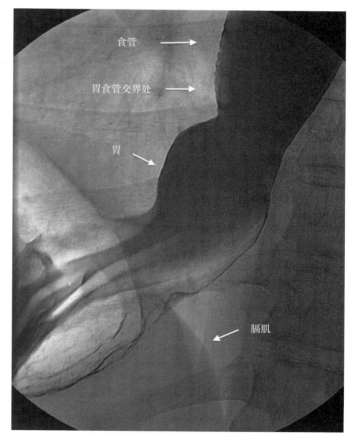

食管

胃食管交界处

胃

膈肌

图2－2　钡餐造影影像:滑动性裂孔疝1

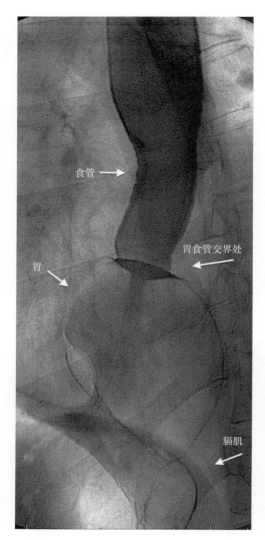

图2-3　钡餐造影影像：滑动性裂孔疝2

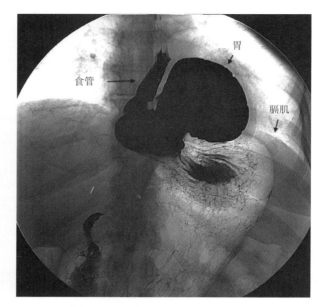

图2-5　钡餐造影影像：食管旁疝2

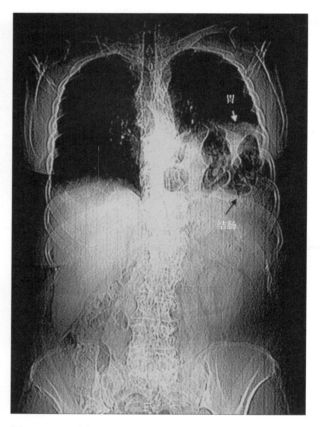

图2-6　胸腹部CT图像：Ⅳ型裂孔疝，伴有胃和结肠疝入胸腔

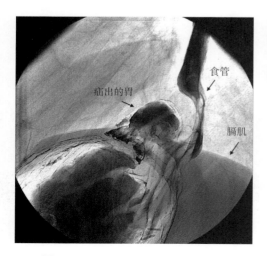

图2-4　钡餐造影影像：食管旁疝1

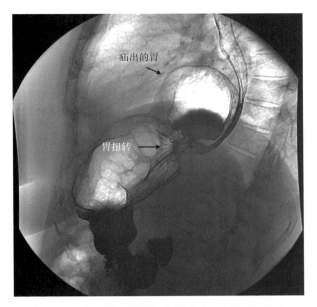

图 2-7　钡餐造影影像：食管旁疝，伴有胃扭转 1

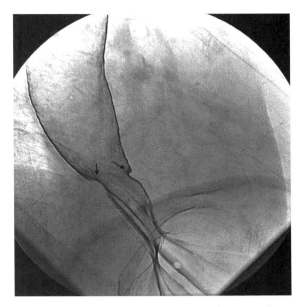

图 2-9　钡餐造影影像：Schatzki 环 1（箭头所指）

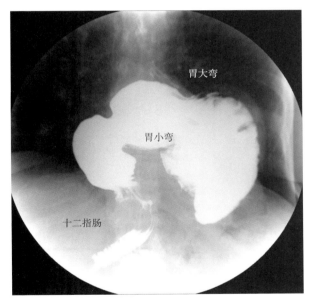

图 2-8　钡餐造影影像：食管旁疝，伴有胃扭转 2

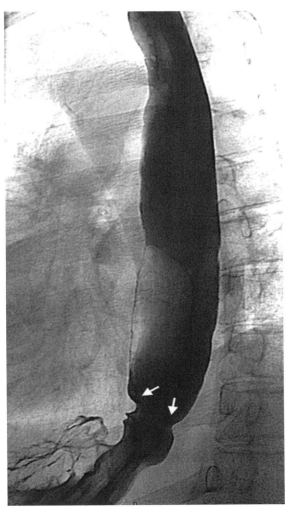

图 2-10　钡餐造影影像：Schatzki 环 2（箭头所指）

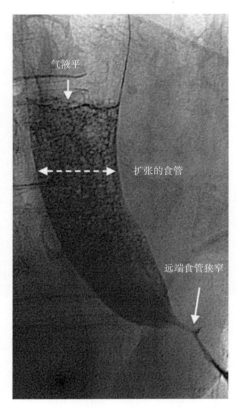

气液平

扩张的食管

远端食管狭窄

图2-11　钡餐造影影像:贲门失弛缓症

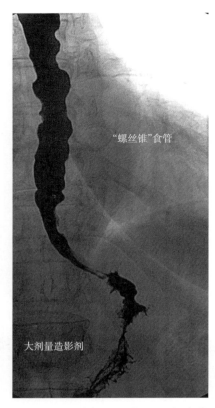

"螺丝锥"食管

大剂量造影剂

图2-13　钡餐造影影像:弥漫性食管痉挛

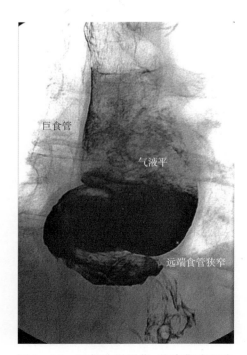

巨食管

气液平

远端食管狭窄

图2-12　钡餐造影影像:终末期贲门失弛缓症,伴扩张的乙状结肠状食管

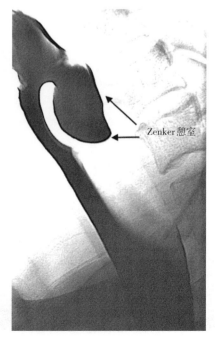

Zenker憩室

图2-14　钡餐造影影像:Zenker憩室1(箭头所指)

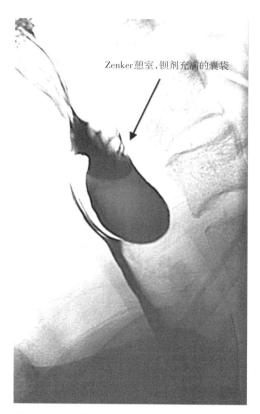

图2-15　钡餐造影影像：Zenker憩室2（箭头所指）

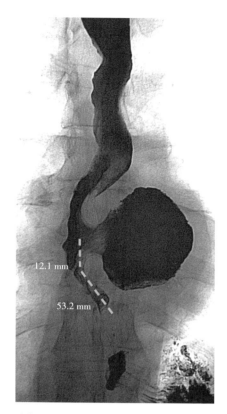

图2-16　钡餐造影影像：膈上憩室1

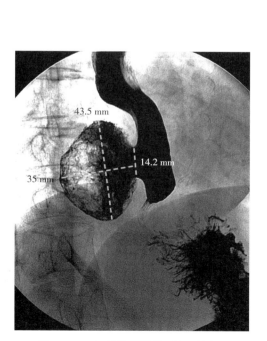

图2-17　钡餐造影影像：膈上憩室2

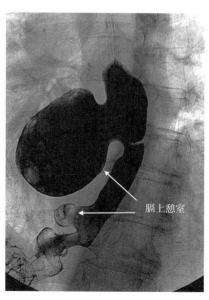

图2-18　钡餐造影影像：膈上憩室3（箭头所指）

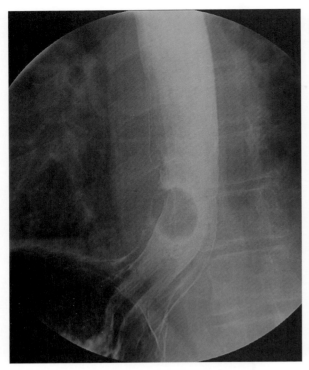

图2-19　钡餐造影影像：食管纤维血管性息肉

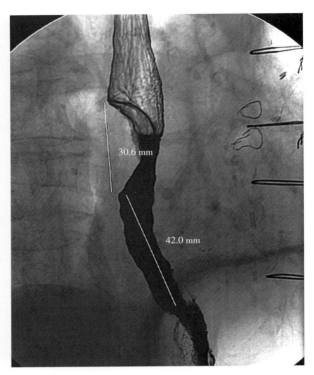

图2-21　钡餐造影影像：食管平滑肌瘤

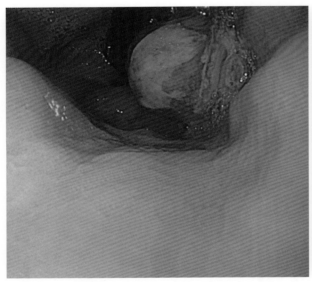

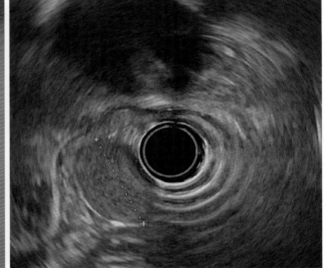

图2-20　内镜（左）和超声内镜（右）图像：食管纤维血管性息肉

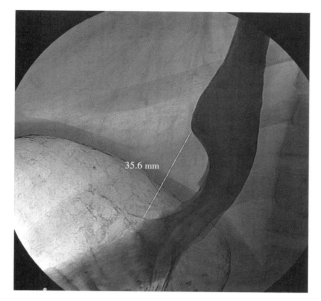

图2-22　钡餐造影影像:食管平滑肌瘤

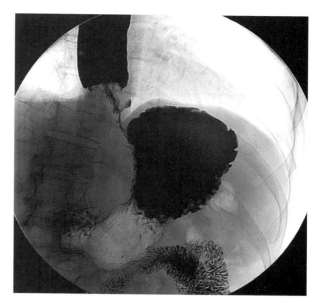

图2-24　钡餐造影影像:远端食管腺癌2

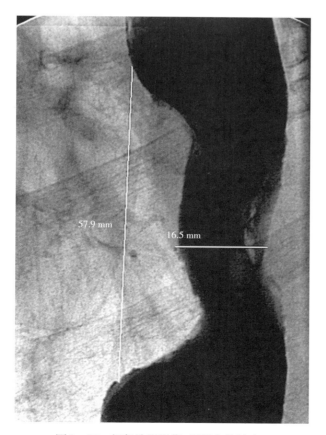

图2-23　钡餐造影影像:远端食管腺癌1

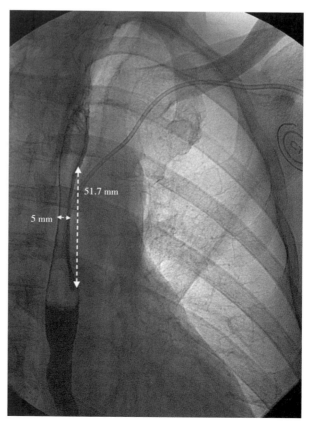

图2-25　钡餐造影影像:中段食管鳞状细胞癌

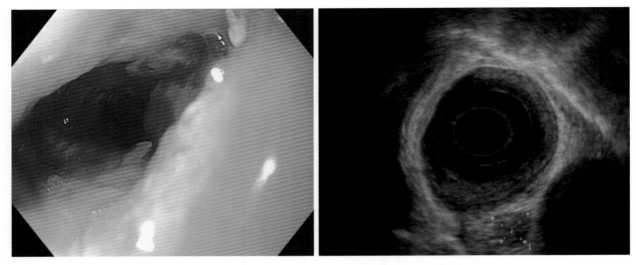

图2-26　内镜(左)和超声内镜(右)图像:中段食管鳞状细胞癌

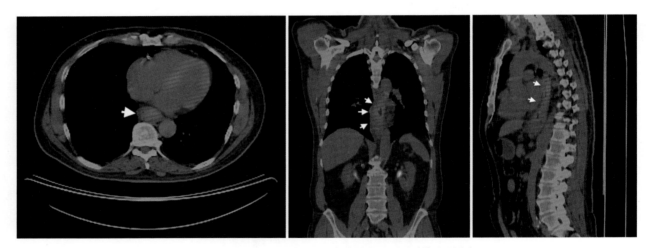

图2-27　胸部CT图像:中段食管鳞状细胞癌(箭头所指)

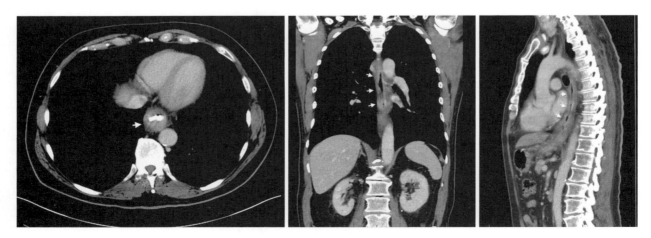

图2-28　PET图像:中段食管鳞状细胞癌(箭头所指)

·参·考·文·献·

［1］ Bello B, Zoccali M, Gullo R, et al. GERD and antire-flux surgery. What is the proper work-up? J Gastroin-test Surg. 2013；17：14-20.

［2］ Fasano NC, Levine MS, Rubesin SE, et al. Epiphrenic diverticulum: clinical and radiographic findings in 27 patients. Dysphagia. 2003；18：9-15.

［3］ Gupta S, Levine MS, Rubesin SE, et al. Usefulness of barium studies for differentiating benign and malig-nant strictures of the esophagus. AJR Am J Roentgen-ol. 2003；180：737-744.

［4］ Hewson EG, Ott DJ, Dalton CB, et al. Manometry and radiology. Complementary studies in the assessment of esophageal motility disorders. Gastroenterology. 1990；98：626-632.

［5］ Iyer RB, Silverman PM, Tamm EP, et al. Diagnosis, staging, and follow-up of esophageal cancer. AJR Am J Roentgenol. 2003；181：785-793.

［6］ Jobe BA, Richter JE, Hoppo T, et al. Preoperative diagnostic workup before antireflux surgery: an evi-dence and experience-based consensus of the Esopha-geal Diagnostic Advisory Panel. J Am Coll Surg. 2013；217：586-597.

［7］ Levine MS, Chu P, Furth EE, et al. Carcinoma of the esophagus and esophagogastric junction: sensitivity of radiographic diagnosis. AJR Am J Roentgenol. 1997；168：1423-1426.

［8］ Levine MS. Benign tumors of the esophagus. In: Gore RM, Levine MS, editors. Textbook of gastrointestinal radiology. Philadelphia: WB Saunders; 2000. p. 387-402.

［9］ Saunders HS, Wolfman NT, Ott DJ. Esophageal cancer: radiologic staging. Radiol Clin North Am. 1997；35：281-294.

［10］ Shakespear JS, Blom D, Huprich JE, et al. Correlation of radiographic and manometric findings in patients with ineffective esophageal motility. Surg Endosc. 2004；18：459-462.

第3章
内镜诊断和治疗
Diagnostic and Interventional Endoscopy

Yutaka Tomizawa, Irving Waxman
孙益峰 杨 洋 译

内镜治疗适应证

食管恶性肿瘤患者内镜操作的主要目的是诊断和治疗黏膜层肿瘤。食管切除术是一种以根治为目的的治疗方法,但尽管手术技术不断进步,仍然存在相当大的围手术期风险,尤其是对于年龄较大者,可能与年长人群存在伴随疾病、明显肥胖及长期吸烟饮酒史等危险因素有关。大多数内镜治疗用于重度不典型增生,因为这些不典型增生存在演变成癌的风险。高级别不典型增生是内镜治疗的分水岭,而低级别不典型增生常常仅需要生活习惯指导和定期内镜随访。随着越来越多关于黏膜切除和消融术对于治疗黏膜食管癌有良好预后的报道,内镜已经被应用于早期肿瘤的治疗。

内镜下观察是发现那些需要内镜治疗的病变的关键(图3-1～图3-4)。隆起型病变常常适于用内镜黏膜切除术(endoscopic mucosal resection, EMR),溃疡型或者平坦型病变由于具有深部浸润倾向并且可能引起炎性反应导致难以分离黏膜和黏膜下层而不适合采用内镜治疗(图3-5)。病变大小是EMR的另一个决定性因素:一般来说,小于2 cm的病变是EMR的适应证,大于2 cm的病变可以考虑内镜黏膜下层剥离术(endoscopic submucosal dissection, ESD)整块切除。由于食管具有接受淋巴循环系统的特性,即使早期食管癌也常常发生淋巴结转移,并且侵犯黏膜下层者转移风险高。射频消融术(radiofrequency ablation, RFA)常用于Barrett食管的治疗。但合并巨大食管裂孔疝或息肉样新生物的Barrett不适于RFA。最后,经口内镜下肌层切开术(peroral endoscopic myotomy, POEM)是下段食管括约肌经内镜切开的一种方法,并已被应用于贲门失弛缓症的治疗。关于POEM和腹腔镜下肌层切除术及内镜下气囊扩张术的随机对照研究的长期数据尚未公布,但是已经存在的数据表明,POEM可能成为极具前景的治疗选择。

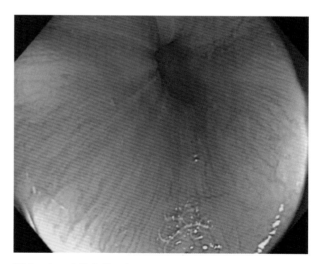

图3-1 正常食管:水平面上红白相间的粉红色黏膜以及网络状的整齐分支血管

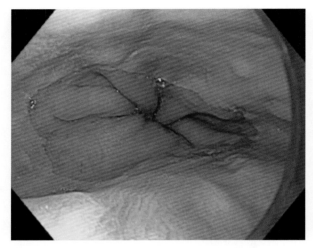

图3-2　反流性食管炎：1处或多处的食管黏膜断裂，且最大直径小于5 mm（洛杉矶分型A型）

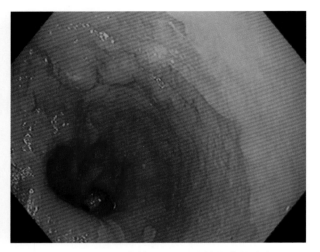

图3-5　Barrett食管：出现局灶性结节性病变

术前准备

第一步，通过高分辨率内镜仔细检查目标病变区域，寻找肿瘤的边缘（图3-6）。最新的巴黎分型将食管浅表性肿瘤分成以下几类：

- 突起带蒂型（0～Ⅰp）
- 突起无蒂型（0～Ⅰs）
- 轻度隆起型（0～Ⅱa）
- 完全平坦型（0～Ⅱb）
- 轻度凹陷型（0～Ⅱc）
- 凹陷型（0～Ⅲ）
- 混合型

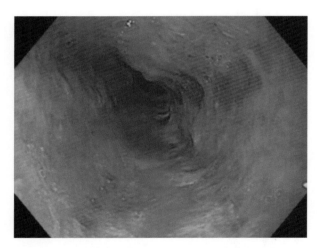

图3-3　反流性食管炎：黏膜破损超过食管环周的75%（洛杉矶分型D型）

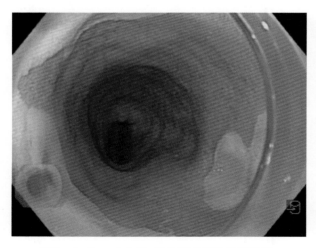

图3-4　Barrett食管：胃食管交界处黏膜异染

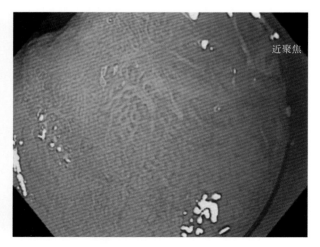

近聚焦

图3-6　高分辨率内镜近焦距放大图像显示：Barrett食管，Ⅱc型黏膜病变（巴黎分型）

我们通常利用色素内镜检查凸显黏膜病变。靛蓝胭脂红是唯一不被黏膜吸收的局部对比剂染料,可吸收染料由于可以与细胞内DNA结合被认为具有致癌性而较少被使用。光学色素内镜检查与窄带成像技术(narrow-band imaging, NBI)目前最常被应用(图3-7)。这一技术采用窄带成像的光源来凸显黏膜结构和血管形态。

内镜超声(endoscopic ultrasound, EUS)通常被用于探查病变浸润深度。目前,EUS被认为是食管癌术前局部分期特别是T分期最准确的方法(图3-8、图3-9),EUS联合PET-CT改善了食管癌的术前分期。然而,即使采用高频超声探头,仍然难以区分局限于黏膜层的病变和浸润至黏膜下层的癌。另一个缺点是可重复性和准确性。尽管

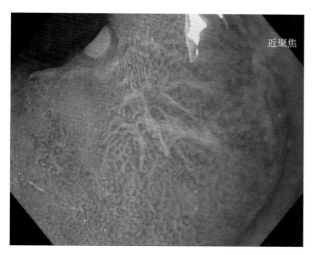

图3-7　NBI色素内镜放大图像显示:Barrett食管,Ⅱc型黏膜病变(巴黎分型)

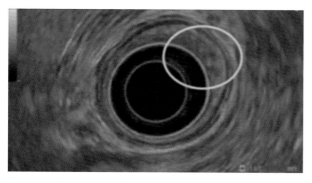

图3-8　超声内镜图像:低回声的肿块延伸到黏膜下,回声不规则

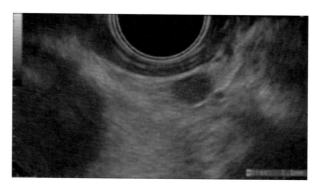

图3-9　超声内镜图像:食管旁淋巴结(椭圆,低回声,边界清楚)

EUS用于所有肿瘤性病变的临床实践,但是EUS并不适用于病变非常浅表的肿瘤患者。

内镜黏膜切除术(EMR)

加入肾上腺素的生理盐水(1:100 000~1:200 000)广泛用作EMR的注射用液。注射溶液体积为5~50 ml,取决于病变的大小。如果注射液在病变完全切除前被缓冲消散,那么需要重复注射。在黏膜下层注射中观察病变是非常重要的,可以帮助我们决定是否继续进行EMR。黏膜下注水隆起失败往往提示肿瘤黏膜下侵犯,或者以往的EMR造成黏膜下纤维化,对于这些病变需考虑其他治疗方法,最常使用的是透明帽吸引下的EMR(C-EMR)或者内镜下套扎术(banding技术)。C-EMR需要在内镜上附有一个透明的塑料帽。黏膜下注射后,打开新月形的圈套,放在帽子顶部内部圆周脊上,可以通过轻压和负吸正常黏膜封住帽出口。然后立即将内镜放在目标病变上方,病变即被吸入帽内,关闭圈套,电刀切除病变组织(图3-10、图3-11),切下的标本可收入帽内。对于内镜下套扎术,吸引被用来牵拉病变组织至圈套装置内,通过放置底部的套环而结扎,有无黏膜下注射均可。在套环下方放置圈套器,并切除病变。

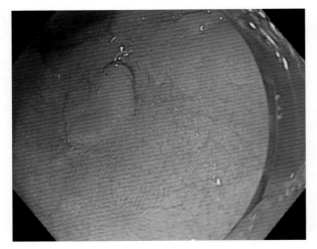

图3-10 Barrett食管黏膜性病变,在行EMR之前

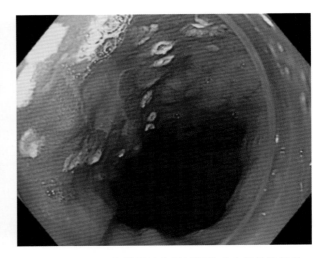

图3-12 ESD:之前通过电凝标记的术中需关注部位

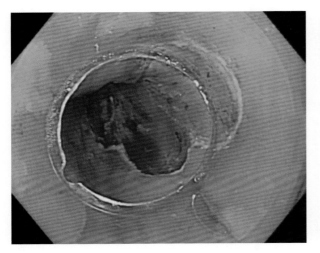

图3-11 在EMR之后完全的黏膜切除所导致的瘢痕

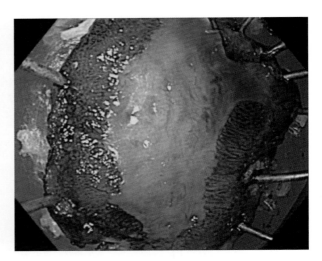

图3-13 ESD:剥离的食管黏膜

内镜黏膜下层剥离术(ESD)

使用头部远端带有透明帽的前向、单通路内镜和CO_2充气。首先通过电刀或氩气等离子凝固(调节至forced APC界面,功率70 W,流量2.0 L/min),在病变一侧0.5 mm处被标记,因为一旦开始切除,就将难以区分需要切除的病变边界(图3-12)。然后,通过注射针向黏膜下层注射含有0.3%羟丙甲纤维素的靛蓝试剂和盐水,将其与黏膜肌层分开(图3-13),接着使用分离刀,通过黏膜下层纤维组织切除黏膜,如果需要的话,可重复

黏膜下注射进行黏膜抬举。电刀通常使用混合电流并以电凝为基本能量形式。止血的方法包括电刀凝固、热活检钳电凝、止血钳夹闭出血血管,或者联合使用(图3-14)。在ESD实施的诸多能量工具中,目前并未显示出哪种切割刀更具优势。

射频消融术(RFA)

笼统而言,RFA是一种分次逐步实施的环形消融的技术,最后对残余病灶可进行补充消融。首次环形消融使用球囊双极电极,对于残余病灶,使用固定在内镜头端的铰链样双极电极瓦进行补

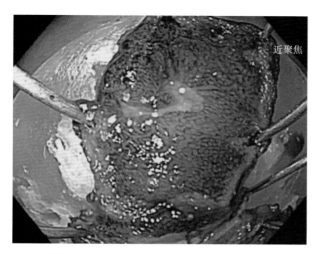

图 3-14 ESD：切除病变后用止血钳止血

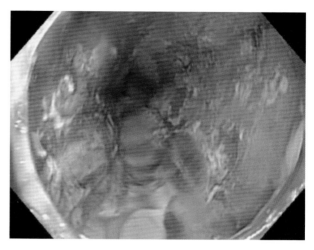

图 3-15 RFA：环周消融 Barrett 食管黏膜

救处理。第一步是通过冲水清除黏液，清洁食管壁。胃襞顶部和病变近端被标记。然后置入导丝，导丝到位后，撤出内镜。沿导丝置入不同大小型号的导管，其前端可以通过脚踏控制充气扩张（导管上有 1 cm 刻度范围用于参考）。通过测量的食管内径选择适当的消融导管。电极环绕球囊，有 5 种不同型号的导管（充盈时直径为 18 mm、22 mm、25 mm、28 mm、31 mm）可供使用。消融导管经过导丝上方置入，然后内镜沿着消融导管前进。在内镜观察下，电极上缘被置于病变上界 1 cm 的位置，消融导管随后被充盈，射频能量传入至电极，持续时间一般不超过 2 秒，之后球囊自动收缩。导管逐渐向远侧移动，球囊重新放置在与先前消融区域有小部分重叠的位置（5～10 mm），重复进行消融直至全部病变接收到射频能量（图 3-15）。然后移出导丝、消融导管和内镜。对于局部消融，电极放置在与黏膜病变近距离接触的位置，通过附着于内镜末端的电极阵列传递电流。

经口内镜下肌层切开术（POEM）

POEM 由于耗时和操作复杂而需要全身麻醉，设备包括前向治疗内镜、大孔径操作孔及 CO_2 充气。内镜远端顶部有一斜形透明帽，便于修复

食管黏膜缺损的血管夹释放。通常要使用一个外套管来固定内镜，避免在黏膜切开一侧发生撕裂损伤。施行 POEM 之前应该进行上消化道内镜（esophagogastroduodenoscopy, EGD）检查以评估是否有其他病变，明确胃食管交界处与门牙的距离。最初的黏膜下层入口位置通常在距离胃食管交界处 10～15 cm 处，注射带有染料（靛蓝）的盐水后，在食管前壁通过电刀切开 2 cm 长度的切口以暴露黏膜下层，半环周切开食管黏膜下，并形成黏膜下通道，在右前壁（2 点钟方向）继续向胃小弯切开。环状肌束切开通常在黏膜下通道距黏膜入口 2 cm 远侧开始。大部分患者进行环状肌切开，为了避免黏膜瓣损伤，应使隧道平面始终靠近固有肌层。然后黏膜下通道被向下延伸至胃食管交界处 2 cm 位置的胃黏膜下层。随着切开逐渐接近胃食管交界处，可感觉受到的阻力增大，随后黏膜下空间迅速扩大、血供增加，这是内镜观测最佳切开长度（平均 6～8 cm）的标志。切开完成后，从黏膜下通道移出内镜。内镜应该通过管腔轻易地穿过胃食管交界处以确保切除足够的长度。最后通过内镜钛夹关闭黏膜入口。

内镜手术后护理

内镜治疗后,制酸疗法十分重要,既可以减少患者不适,同时也能够帮助食管愈合和上皮再生。所有患者应该接受大剂量质子泵抑制剂(proton pump inhibitors, PPIs)作为维持治疗。另外,也可以考虑给予2周的H受体阻断剂和硫糖铝混悬液等辅助性抑酸剂,然后继续予以PPI作为维持治疗。患者术后24小时内应进食流质,24小时后可根据临床表现逐渐给予半流质直至普食。术后可能出现胸部不适、吞咽困难或疼痛,可自行缓解。

如果出现剧烈胸痛、发热等症状,特别是高度怀疑存在严重并发症的患者,需进行影像学检查(如CT扫描)以排除食管穿孔。施行POEM的患者通常需住院观察至术后1天食管造影无异常。如果确认无食管瘘发生,开始给予流质并维持数天,之后逐渐予以正常饮食。

内镜操作的注意点

对于EMR,在黏膜下注射的同时观察病变是否突起十分重要,因为未突起常常是黏膜下肿瘤侵犯或前次黏膜切除后黏膜下纤维化的征兆,对于这类患者需考虑其他治疗手段。

对于内镜下套扎术,缺点有无法定位单独切除的移动位置,除非撤去内镜。另外,套环可能使侧方视野模糊,降低视野大小。有些专家通常建议提前注射肾上腺素的盐水稀释液,既可以确定组织的质地,也可以减少引起视野模糊的出血。

对于C-EMR,组织被先前置入的圈套器套住后被推入帽内,评估胃肠道管壁的反应以确定套牢的组织是否主要是黏膜。如果存在管壁运动,需要考虑到误套扎固有肌层的可能性。

对于ESD,通常使用的是HookKnife™电刀(Olympus America, Center Valley, PA)。广泛用于胃ESD的绝缘刀由于存在较高的穿孔风险而不适合用于食管ESD。当HookKnife™电刀绝缘末端伸入黏膜下层后,黏膜被钩住并且利用电刀能量切除钩住部分,操作适当可以预防穿孔发生。HookKnife™电刀的臂部用于纵向黏膜切开。电刀臂部捕获黏膜并切开,同时联合使用电凝和新一代内镜切割模式以防止黏膜下层剥离过程中发生出血。

对于RFA,消融球囊的外径必须小于所测量的食管内径最小值。在曾经施行黏膜切除术的患者中,需要选择比实际测得值小一号的消融导管。测量球囊计算平均内径超过4 cm,可能过度预估了在EMR瘢痕处的食管内径。

对于POEM,维持黏膜完整性的关键是保留纵向肌肉。在良好视野下通过切开部位逐步进行切开术并小心向前直至在切开位置底部看见纵向肌肉层。为了防止肌肉层撕裂,需要仔细地给予CO_2充气和进行内镜操作。

·参·考·文·献·

[1] Wang KK, Sampliner RE. Updated guidelines 2008 for the diagnosis, surveillance and therapy of Barrett's esophagus. Am J Gastroenterol. 2008；103；788-797.

[2] Spechler SJ, Sharma P, Souza RF, et al. American Gastroenterological Association medical position statement on the management of Barrett's esophagus. Gastroenterology. 2011；140；1084-1091.

[3] Evans JA, Early DS, Fukami N, et al. The role of endoscopy in Barrett's esophagus and other premalignant conditions of the esophagus. Gastrointest Endosc. 2012；76；1087-1094.

[4] Fitzgerald RC, di Pietro M, Ragunath K, et al. British Society of Gastroenterology guidelines on the diagnosis and management of Barrett's oesophagus. Gut.

2014;63:7-42.

[5] Haidry RJ, Dunn JM, Butt MA, et al. Radiofrequency ablation and endoscopic mucosal resection for dysplastic Barrett's esophagus and early esophageal adenocarcinoma: outcomes of the UK National Halo RFA Registry. Gastroenterology. 2013;145:87-95.

[6] Phoa KN, Pouw RE, van Vilsteren FG, et al. Remission of Barrett's esophagus with early neoplasia 5 years after radiofrequency ablation with endoscopic resection: a Netherlands cohort study. Gastroenterology. 2013;145:96-104.

[7] Guarner-Argente C, Buoncristiano T, Furth EE, et al. Long-term outcomes of patients with Barrett's esophagus and high-grade dysplasia or early cancer treated with endoluminal therapies with intention to complete eradication. Gastrointest Endosc. 2013;77:190-199.

[8] Wang KK, Prasad G, Tian J. Endoscopic mucosal resection and endoscopic submucosal dissection in esophageal and gastric cancers. Curr Opin Gastroenterol. 2010;26:453-458.

[9] Endoscopic Classification Review Group. Update on the Paris classification of superficial neoplastic lesions in the digestive tract. Endoscopy. 2005; 37: 570-578.

[10] Tomizawa Y, Waxman I. Enhanced mucosal imaging and the esophagus-ready for prime time? Curr Gastroenterol Rep. 2014;16:389-396.

[11] Wani S, Das A, Rastogi A, et al. Endoscopic ultrasonography in esophageal cancer leads to improved survival rates: results from a population-based study. Cancer. 2015;121:194-201.

[12] Larghi A, Lightdale CJ, Memeo L, et al. EUS followed by EMR for staging of high-grade dysplasia and early cancer in Barrett's esophagus. Gastrointest Endosc. 2005;62:16-23.

[13] Inoue H, Santi EG, Onimaru M, et al. Submucosal endoscopy: from ESD to POEM and beyond. Gastrointest Endosc Clin N Am. 2014;24:257-264.

[14] Oyama T. Esophageal ESD: technique and prevention of complications. Gastrointest Endosc Clin N Am. 2014;24:201-212.

第4章
食管功能测定
Esophageal Function Testing

Wai-Kit Lo, Hiroshi Mashimo
杨　洋　译

食管功能测定包含对食管蠕动和反流能力的评价,用于诊断食管动力性疾病和胃食管反流病(GERD)中酸性或非酸性反流。通过以导管为基础的食管测压系统和以导管、胶囊为基础的pH测定及阻抗系统进行。

动力性疾病评估

高分辨率食管测压法

高分辨率食管测压法(high-resolution esophageal manometry, HREM)是一种新兴技术,提高了对食管动力性疾病的评价。该项检查适应证包括评价用于诊断原发性食管动力性疾病的吞咽困难;另外,也可用于持续性反流患者或者贲门失弛缓症、硬皮病等可引起反流症状患者的随访。HREM用于胃底折叠术前评估,可以减少术后吞咽困难的发生。最后,亦可用于估计下段食管括约肌的位置以帮助多通道阻抗和pH导管放置。

图4-1显示了正常的HREM食管压力描绘。食管收缩以上段食管括约肌(upper esophageal sphincter, UES)上方和下段食管括约肌(lower esophageal sphincter, LES)下方为界。上胸腔移行区代表上段食管从横纹肌向平滑肌的移行。

蠕动帮助吞咽的液体食团向胃部移动,由于食管内压力增高推动食物团块移向LES而形成斜线形曲线。HERM测定指标包括下段食管括约肌压力(LES pressure, LESP)、下段食管括约肌松弛度、远端食管收缩振幅和食物清除率,可以给出食管动力性疾病的诊断。近来,芝加哥分型使用公式的方法来辅助该项检查,且标准每年都在被不断改善。

利用HREM诊断动力性疾病

通过HREM诊断的动力性疾病包括贲门失弛缓症(图4-2～图4-4)、硬皮病(图4-5)、弥漫性食管痉挛(图4-6)、胡桃夹食管(图4-7)和食管无效运动(图4-8)。

贲门失弛缓症

通过HREM诊断3种测压类型的贲门失弛缓症亚型:

- 1型:经典型(图4-2)
- 2型:食管压缩型(图4-3)

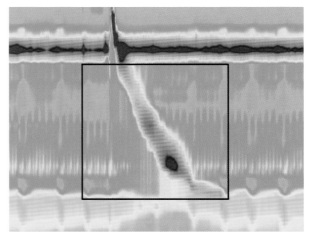

图4-1　正常的高分辨率食管测压图,x轴为时间,y轴为食管的距离

- 3型:痉挛型(图4-4)

这几种亚型的治疗结果有所差异,2型贲门失弛缓症对于食管气囊扩张术或者腹腔镜Heller肌层切开术反应最好,1型较为难治,3型最为难治。考虑到手术相对于气囊扩张术风险较高,有人建议对2型贲门失弛缓症患者采取气囊扩张术,而对治疗无反应的1型患者采取手术治疗。3型患者或者任何由于其他伴随疾病而不适宜行气囊扩张术或手术的1型、2型患者可采取肉毒杆菌毒素注射。

硬皮病

硬皮病患者的HREM检查显示较低的下段食管括约肌压力,甚至无法测得下段食管括约肌压力(图4-5),同时下段食管收缩幅度弱或者无,上段食管横纹肌收缩可能是正常的。

弥漫性食管痉挛

该疾病中,HREM测定以超过20%的吞咽动作出现同时收缩为特征(图4-6),而其他吞咽动作表现为蠕动,下段食管括约肌正常松弛,常常出现不完全食物运输。

胡桃夹食管

食管收缩幅度上升超过180 mmHg(图4-7)。下段食管括约肌松弛不完全,但是食物运输

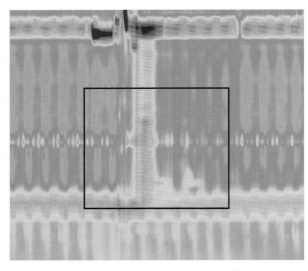

图4-3 贲门失弛缓症Ⅱ型。高分辨率食管测压显示痉挛亚型的吞咽特点。诊断要点包括食管蠕动波消失、全食管收缩时间超过20%、食管下段括约肌压力可以升高,并伴随松弛障碍

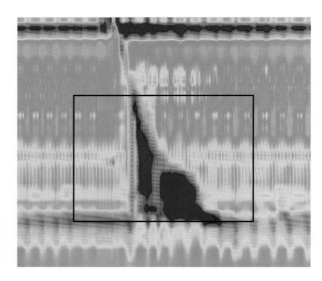

图4-4 贲门失弛缓症Ⅲ型。高分辨率食管测压显示痉挛亚型的吞咽特点。诊断要点包括:在超过20%的食管蠕动过程中,有高振幅的食管痉挛,有或无远端食管的蠕动。而食管下段括约肌压力可以升高,并伴随松弛障碍

通常是正常的。由于在某些正常人中也可以发现上述特点,因此,临床相关症状就十分重要,胸痛相对于吞咽困难更能提示真实的病理改变。

食管无效运动

这类患者的检查结果与其他动力性疾病均不同。下段食管括约肌松弛完全,但是食管体部可

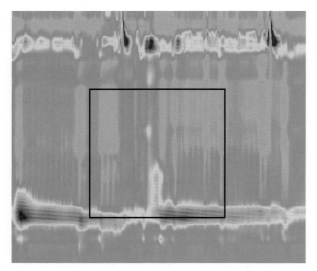

图4-2 贲门失弛缓症Ⅰ型。高分辨率食管测压显示食管压迫亚型的吞咽特点。缺乏蠕动波是必需的诊断要素。而食管下段括约肌压力可以升高,并伴随松弛障碍

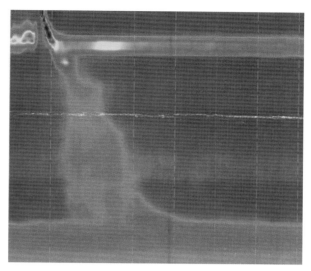

图4-5 硬皮病。高分辨率食管测压显示食管下段括约肌压力降低或消失,并伴随下段食管体蠕动振幅的减弱或消失。食管上段的横纹肌收缩可能是正常的,可以检查到不完全的食团通过现象,这种症状也可以在严重的胃食管反流病中观察到

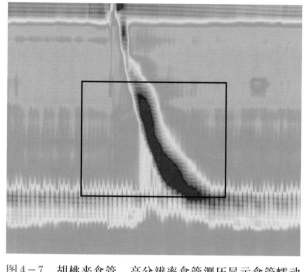

图4-7 胡桃夹食管。高分辨率食管测压显示食管蠕动的压力振幅大于180 mmHg。LES松弛可能不完全,但食团通过通常是正常的

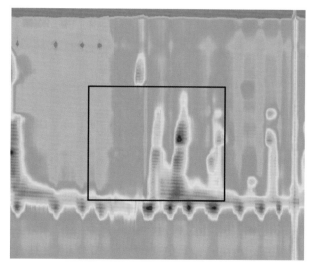

图4-6 弥漫性食管痉挛。显示的高分辨率食管测压结果。有超过20%的食管同步收缩现象,但在其他吞咽过程中蠕动存在,并且LES松弛功能正常

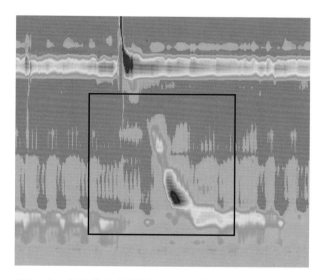

图4-8 高分辨率食管测压显示无效食管蠕动。这种食管功能异常的表现与其他疾病的诊断标准均有不同。LES舒张是完全的,但食管体的蠕动振幅降低,或出现非推进性收缩。食团通过可能完全,也可能不完全

能出现低振幅或者非运输性收缩(图4-8)。食物运输可能是完全的或者不完全的,正常蠕动收缩的同时可存在异常吞咽,这一疾病通常可伴随诊断胃食管反流病(GERD)。

胃食管反流病的评估

多通道腔内阻抗和pH导管,BRAVO®胶囊

导管和胶囊系统都可以用于诊断胃食管反流病。食管pH测定适用于经药物治疗后仍存在反

流症状的患者，也用于胃底折叠术前评估。胃食管反流病的诊断没有金标准，但是pH测定对于指导处理也是有作用的。

多通道腔内阻抗和pH监测（MII-pH）是以导管为基础的系统，用于观察24小时之内的酸性和非酸性反流（图4-9）。检测的阻抗部分可能被省略，但此时仅能测量酸性反流。BRAVO®（Given Imaging, Yoqneam, Israel）是检测酸性反流的胶囊测量系统，可持续记录48小时内的反流事件和对应症状。

以导管为基础的系统有利于评估非酸性反流事件，但是放置导管可能难以忍受，而且只有24小时的记录时间。双通道探测可用于评估在服用或不服用PPI时胃部的pH，以评价胃酸抑制效果或者关联胃液酸度与食管反流事件类型（酸性或非酸性）。

胶囊系统的优点包括长达48小时的记录时间、更为方便舒适。胶囊测量系统需要预先进行内镜检查评估，并且无法检测非酸性反流。

另一种用于特定评估咽喉反流的pH测定探头由 Restech 公司生产（Respiratory Technology Corporation, San Diego, CA, USA），这一探头使用时不需要首先标测下段食管括约肌，而且导管很细，在经口LED灯的监视辅助下非常容易经鼻放置。

所有上述检测均需要患者积极主动参与，包括记录体位、进餐时间和临床症状等所有方面，建议记录时间不少于20小时，用以提高诊断准确率。

测定结果数据分析（图4-9）应显示：酸性和非酸性反流在直立位和平卧位的百分数—时间、反流事件发生的次数以及评价酸性反流严重程度的DeMeester评分。进餐时间应在分析数据时剔除，症状相关可能性（symptom association probability, SAP）是指发生症状与反流发作之间的相关性。

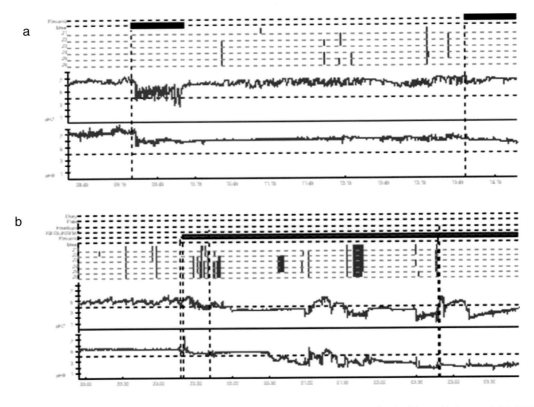

图4-9　a、b. 显示了多通道阻抗pH检测对胃食管反流的典型检查结果表现。x轴为时间，y轴为pH，当图形显示pH低于4时，即代表出现酸性反流

·参·考·文·献·

［ 1 ］ Achem SR, Gerson LB. Diffuse esophageal spasm: an update. Curr Gastroenterol Rep. 2013；15；325.

［ 2 ］ Bredenoord AJ, Fox M, Kahrilas PJ, et al. Chicago classification criteria of esophageal motility disorders defined in high resolution esophageal pressure topography. Neurogastroenterol Motil. 2012；24Suppl 1：57-65.

［ 3 ］ Carlson DA, Pandolfino JE. High-resolution manometry and esophageal pressure topography: filling the gaps of conventional manometry. Gastroenterol Clin North Am. 2013；42：1-15.

［ 4 ］ Fox M, Hebbard G, Janiak P, et al. High-resolution manometry predicts the success of oesophageal bolus transport and identifies clinically important abnormalities not detected by conventional manometry. Neurogastroenterol Motil. 2004；16：533-542.

［ 5 ］ Holloway RH. Esophageal manometry. In: GI motility online. Goyal RK, Shaker R, editors. http://www.nature.com/gimo/contents/pt1/full/gimo30.html.Accessed 4 Feb 2015.

［ 6 ］ Kahrilas PJ, Boeckxstaens G. The spectrum of achalasia: lessons from studies of pathophysiology and high-resolution manometry. Gastroenterology. 2013；145：954-965.

［ 7 ］ Pandolfino JE, Kahrilas PJ, American Gastroenterological Association. AGA technical review on the clinical use of esophageal manometry. Gastroenterology. 2005；128；209-224.

［ 8 ］ Rohof WO, Salvador R, Annese V. Outcomes of treatment for achalasia depend on manometric subtype. Gastroenterology. 2013；144；718-725.

［ 9 ］ Vaezi MF, Pandolfino JE, Vela MF. ACG clinical guideline: diagnosis and management of achalasia. Am J Gastroenterol. 2013；108；1238-1249.

［10］ Weijenborg PW, Kessing BF, Smout AJ, et al. Normal values for solid-state esophageal high-resolution manometry in a European population: an overview of all current metrics. Neurogastroenterol Motil. 2014；26：654-659.

第5章
患者体位
Patient Positioning

Bernardo Borraez, Mauricio Ramirez, Marco G.Patti

郭旭峰 译

本章阐述了食管疾病患者手术时所采用的正确体位,包括腹腔镜下抗反流手术、腹腔镜下胃食管交界处肌层切开术(Heller术)和腹腔镜辅助Ivor Lewis食管切除术(Ivor Lewis术)。文中对术中穿刺器位置做了相应的附图及文字说明。

腹腔镜下抗反流手术、腹腔镜下胃食管交界处肌层切开术(Heller术)和腹腔镜辅助Ivor Lewis食管切除术(Ivor Lewis术)患者体位

如图5-1~图5-3所示,患者仰卧在手术台上,背部放置一个充气的枕垫,避免取头高脚低位(反Trendelenburg位)时身体上下滑动。一般在麻醉诱导气管插管后,患者双下肢呈骑马姿势,膝部弯曲在20°~30°。主刀医师站在患者两腿之间,第一助手和第二助手分列患者左右。

腹腔镜下抗反流手术、腹腔镜下胃食管交界处肌层切开术(Heller术)trocar的位置标记

选取剑突下约14 cm用Veress针建立CO_2气腹,压力保持在15 mmHg左右,也可采用一个Hasson鞘管替代建立气腹。我们建议起初使用一个0°镜通过可视trocar建立通道。

图5-4和图5-5演示了腹腔镜手术中5个直径为11 mm trocar的位置标记。Trocar 1放置在与气腹针相同的位置,用于30°斜面镜子进出腹

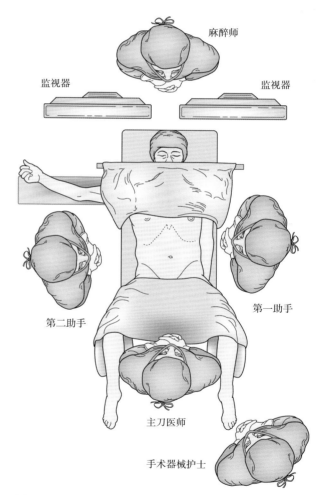

图5-1　主刀医师站在患者两腿之间,第一助手和第二助手分列患者左右

腔。Trocar 2放置在与trocar 1同一水平的左锁骨中线位置,用于Babcock钳插入,抓钳也可以通过该trocar进入腹腔,辅助抓持胃食管交界处及暴露胃短血管。Trocar 3放置在与trocar 1同一水平

的右锁骨中线位置,用于肝脏拉钩插入,术中牵拉肝脏左叶暴露术野。Trocar 4 和 5 分别放置在右侧肋弓下缘和左侧肋弓下缘,与 trocar 1 的腹腔镜形成约 120°角,用于腔镜下分离组织和缝合操作。

腹腔镜辅助 Ivor Lewis 食管切除术中 trocar 的位置标记

通常气腹针置于剑突下 16 cm,采用 CO_2 气腹机向腹腔充气,使压力保持在 15 mmHg。此外,Hasson 套管也可以用于穿刺。而我们建议采用

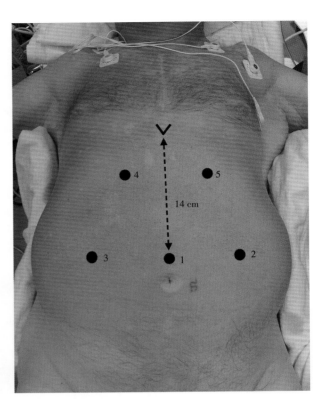

图 5-4 腹腔镜下抗反流手术及 Heller 肌层切开术中,5个 trocar 的位置标记(详见文内)

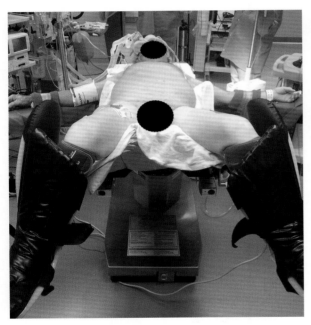

图 5-2 患者取仰卧位,双腿呈骑马式且膝盖弯曲在 20°~30°

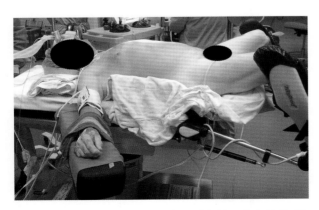

图 5-3 患者取膀胱截石位,身体下方放置充气枕垫,防止身体向下滑动

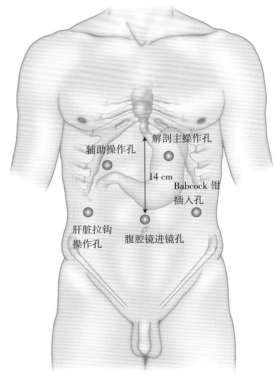

图 5-5 5 个 trocar 的位置标记及功用

一个0°视角trocar建立腹腔镜视野通道。

图5-6演示了4个直径为11 mm trocar和1个直径为12 mm trocar(用于腹腔镜切割闭合器的进入)的位置标记。Trocar 1放置在与气腹针相同的位置,用于30°斜面镜子进出腹腔。Trocar 2放置在与trocar 1同一水平的左锁骨中线位置,用于Babcock钳插入,抓钳也可以通过该trocar进入腹腔,辅助抓持胃体,暴露胃短血管及放置腹腔镜切割闭合器。Trocar 3放置在与trocar 1同一水平的右锁骨中线位置,用于肝脏拉钩插入,术中牵拉肝脏左叶暴露术野。Trocar 3还可用于在行幽门成形术时放置镜子。Trocar 4和5分别放置在右侧肋弓下缘和左侧肋弓下缘,与trocar 1形成约120°角。这两个trocar可以用来完成解剖和缝合操作。此外,直径5 mm的trocar可以放在腹部右上象限区域辅助幽门成形术。

腹腔镜辅助Ivor Lewis食管切除术患者体位及胸部切口的选择

患者在术中采用左侧卧位,图5-7显示了该术式中右侧开胸位置标记。

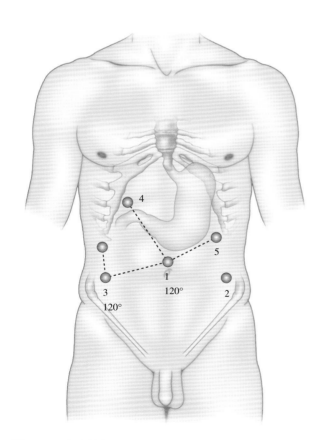

图5-6 腹腔镜辅助Ivor Lewis食管切除术中trocar的位置标记(详见文内)

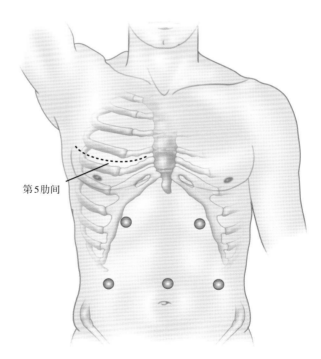

第5肋间

图5-7 腹腔镜辅助Ivor Lewis食管切除术患者取左侧卧位,采用右侧开胸

·参·考·文·献·

［1］ Allaix ME, Herbella FA, Patti MG. Hybrid trans-thoracic esophagectomy with side-to-side stapled intrathoracic esophagogastric anastomosis for esophageal cancer. J Gastrointest Surg. 2013；17（11）：1972-1979.

［2］ Patti MG, Fisichella PM. Laparoscopic Heller myotomy and Dor fundoplication for esophageal achalasia. How I do it. J Gastrointest Surg. 2008；12（4）：764-766.

［3］ Patti MG, Fisichella PM. Laparoscopic paraesophageal hernia repair. How I do it. J Gastrointest Surg. 2009；13（9）：1728-1732.

第6章
胃食管反流病手术
Operations for Gastroesophageal Reflux Disease

Bernardo Borraez, Mauricio Ramirez, Marco G.Patti
郭旭峰 译

临床病史

患者是1例患有特发性肺纤维化(idiopathic pulmonary fibrosis, IPF)的58岁男性。他的肺功能检查结果提示其肺功能指标在过去的2年中变得越来越糟。他有多年的胃灼热和反酸病史,经常在晚上因反酸而醒来并伴随咳嗽。该患者的术前检查包括:

• 钡餐造影检查:长度约3 cm的滑动性食管裂孔疝(图6-1a)。

• 上消化道内镜检查:小的食管裂孔疝伴有B级食管炎(洛杉矶分型)。

• 高分辨率食管测压:食管下括约肌压力降低,食管蠕动波正常(图6-1b)。

• 24小时食管pH动态测定:分别在食管下括约肌上方5 cm和20 cm处留置2个传感器,结果提示,食管远端和近端均存在反流(图6-1c)。

• 支气管镜灌洗:支气管肺泡灌洗液中检测到胃蛋白酶。

鉴于这例患者食管下括约肌压力降低且食管蠕动功能正常,医师决定为该患者施行Nissen胃底折叠术。而对于食管无蠕动功能或蠕动功能明显下降的患者(如贲门失弛缓症、硬皮病),我们推荐选择部分胃底折叠术。腹腔镜下全胃底折叠术是外科治疗胃食管反流病(GERD)的金标准。关于间质性肺炎合并胃食管反流病患者胃内容物吸入记录的几项研究显示,胃底折叠术可以有效阻止GERD的进展,甚至能够明显改善部分患者的呼吸状况。目前,由美国国立卫生研究院(National Institutes of Health, NIH)牵头开展的1项多中心Ⅱ期临床试验和1项随机临床试验选取IPF合并GERD患者作为研究对象,针对胃底折叠术的具体疗效展开评估。

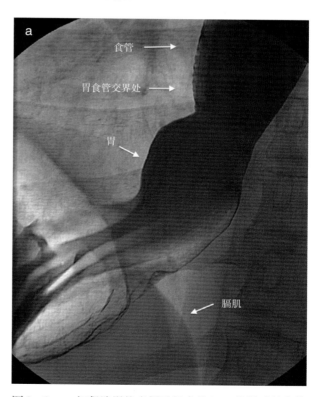

图6-1　a. 钡餐造影检查提示长度约3 cm的滑动性食管裂孔疝。b. 高分辨率食管测压检测显示:食管下括约肌压力降低,食管蠕动波正常。c. 24小时食管pH动态测定(2个传感器)结果提示:食管远端和近端均存在反流。d. 腹腔镜下全胃底折叠术相关手术组人员的站位

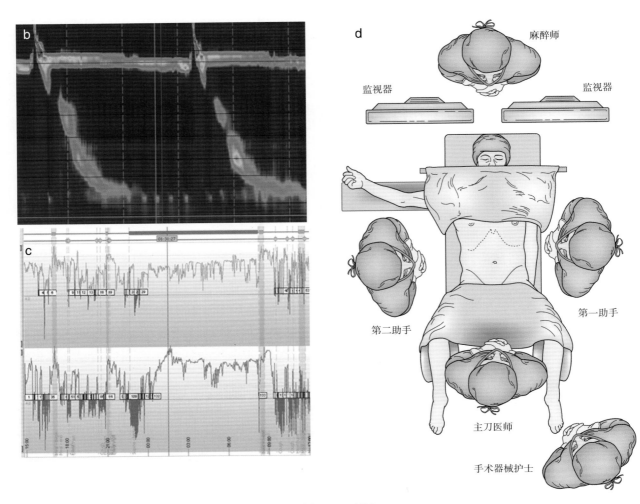

图 6－1　（续）

腹腔镜下 360°全胃底折叠术

患者体位及 trocar 位置选择

• 患者在手术台上取仰卧膀胱截石位，双下肢伸直屈膝 20°～30°固定。

• 使用充气袋装置固定患者，防止其滑动。在整个手术过程中，患者取头高脚低位。

• 为了减少因气腹导致深静脉血栓的发生和降低因头高脚低屈膝位导致的静脉回流受限，推荐为患者在术中使用充气弹力袜。

• 术中留置胃肠减压便于手术操作，术后拔除即可。

• 主刀医师站立在患者两腿之间，第一和第二助手分别站在手术台的左右两边（图 6－1d）。

• Trocar 放置位置如图 6－2 所示，与抗反流手术位置标记相似（见第 5 章）。

手术步骤

步骤 1　分离肝胃韧带，解剖分离出右侧膈肌脚和迷走神经（图 6－3～图 6－8）

肝尾状叶处组织一般比较薄，从此处开始解剖游离直到右侧膈肌脚。左肝动脉起源于胃左动脉，常常走行于肝胃韧带。如果在术中左肝动脉影响到术野暴露，可以将其离断而不会有任何影响。

在腹段食管的右侧钝性分离出右侧膈肌脚，其与左侧膈肌脚在食管背面相连，膈肌脚后下方

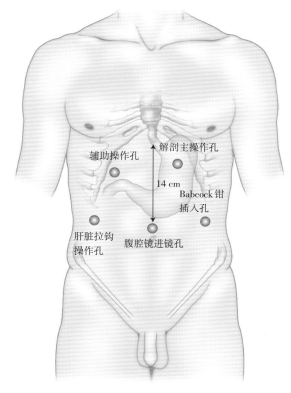

图6-2 腹腔镜下胃底折叠术trocar位置标记

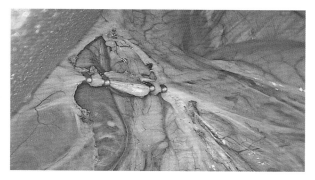

图6-5 辨认右侧膈肌脚,钛夹夹闭血管

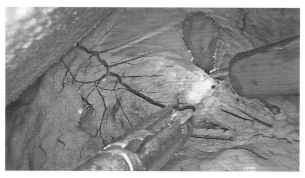

图6-3 电钩切开肝胃韧带

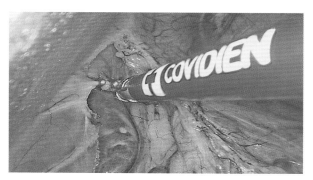

图6-6 解剖右侧膈肌脚,切断副肝左动脉

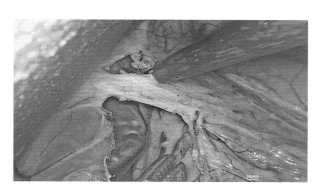

图6-4 分离肝胃韧带,暴露副肝左动脉

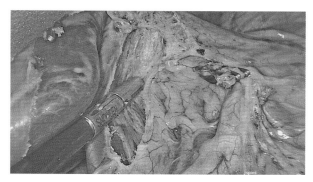

图6-7 解剖右侧膈肌脚,显露裂孔右侧

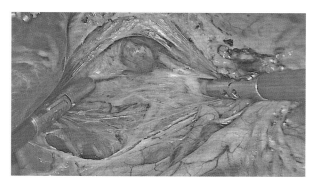

图6-8 解剖右侧膈肌脚,并进一步向纵隔内分离

可解剖出迷走神经后支。使用双极电凝游离右侧膈肌脚比使用单极电凝更加安全,因其可以降低对迷走神经后支造成电损伤的可能性。

步骤2 切断腹段食管周围的系膜组织,辨识左侧膈肌脚和迷走神经前支(图6-9、图6-10)

使用电凝离断腹段食管周围的系膜组织,注意保护迷走神经后支。为了避免损伤迷走神经后支和食管壁,尽可能在离断系膜组织之前采用钝

性分离先把迷走神经后支保留在食管壁一侧。

钝性分离左侧膈肌脚,暴露出左、右膈肌脚连接部位。

步骤3 离断胃短血管(图6-11、图6-12)

从胃体中间水平向上朝左侧膈肌脚方向逐支离断胃短血管。

在这个操作过程中最有可能出现的术中并发症是出血,包括胃短血管出血、脾脏损伤和胃壁

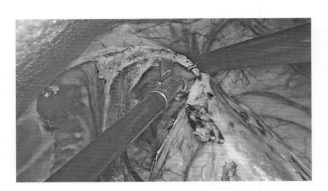

图6-9 切断腹段食管周围的系膜组织

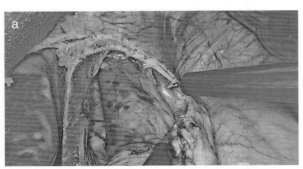

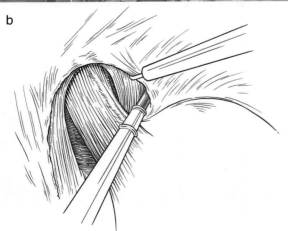

图6-10 a、b. 解剖左侧膈肌脚,并适当切开裂孔周围系膜组织,扩大裂孔

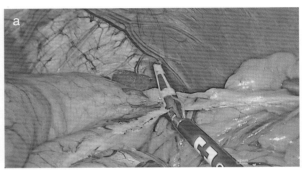

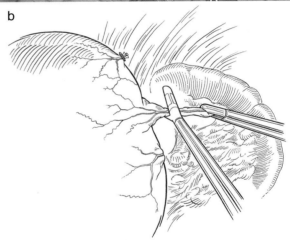

图6-11 a、b. 离断胃短血管,使用能量设备

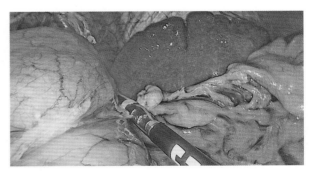

图6-12 离断胃短血管

损伤。

步骤4　保持胃底、食管和膈肌脚三者之间形成一个敞开的空间,采用套带环绕牵拉食管有助于术野暴露(图6-13～图6-15)

使用Babcock抓钳将胃食管交界处及食管向上提起。

采用钝性分离结合锐性分离游离组织,建立胃底、食管及左侧膈肌脚三者之间的一个敞开空间。

扩大胃底、食管及左侧膈肌脚三者之间的敞开空间,使用套带整体套绕牵拉食管和迷走神经前、后支。

在此操作过程中,最主要的2个术中并发症是左侧气胸和胃底穿孔。

步骤5　缝合左、右膈肌脚,重建裂孔(图6-16、图6-17)

2-0丝线间断缝合,缩闭膈肌脚。

使用食管套带将食管向上、向左牵拉以使术野暴露良好。

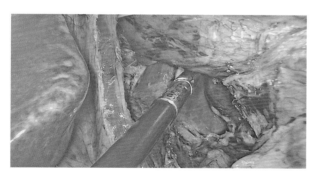

图6-13　保持胃底、食管和膈肌脚三者之间形成一个敞开的空间

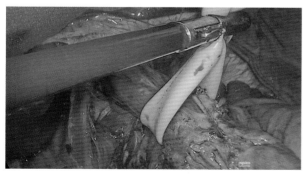

图6-14　使用套带整体套绕牵拉食管和迷走神经前、后支

第1针缝合在两侧膈肌脚交汇处上方。

缩闭膈肌裂孔的缝针针距保持在1 cm,并且保证最上面的1针与食管之间的距离在1 cm左右。

步骤6　在食管腔内放置探条跨越胃食管交界处(图6-18)

待胃肠减压管移除后,56 French探条经过润滑后插入食管腔并通过胃食管交界处。这个操作

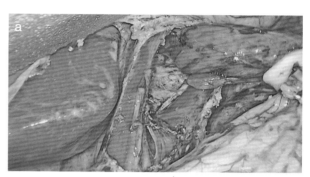

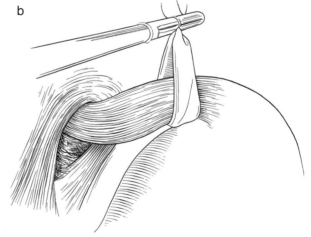

图6-15　a、b. 使用套带整体套绕牵拉食管

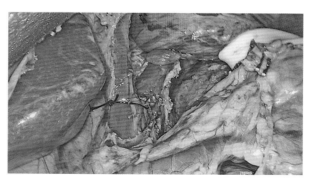

图6-16　2-0丝线间断缝合,缩闭膈肌脚,第1针缝合在两侧膈肌脚交汇处上方

由麻醉师完成，探条必须经过润滑并缓慢插入，以免造成食管穿孔。

重建后的膈肌裂孔需要松紧度适宜，不可过紧，应保证1把抓钳能够容易地从食管及膈肌脚之间通过。

步骤7 包绕胃底至下段食管（图6-19～图6-21）

主刀医师使用两把抓钳将胃底拖至下段食管

后方。在整个操作过程中需使用无损伤抓钳，以减少对胃壁的损伤。牵拉胃底通过食管后方后，应通过检查离断后的胃壁表面胃短血管残根，来判断wrap环是否足够松弛。如果胃底包绕食管后，胃短残根处胃壁能够自动保持在右侧位置，那么wrap环就是松弛的，这表明包绕适宜，此时可以进行缝合。如果自动回缩至左侧原来位置，那么说明wrap环是紧张的，需要进一步松解。主刀

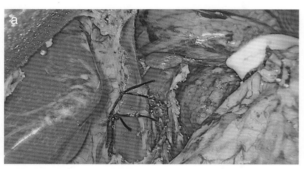

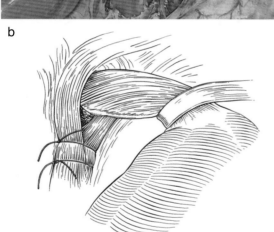

图6-17 a、b. 使用套带向患者左侧套绕牵拉腹段食管充分暴露术野，缩闭膈肌裂孔的缝针针距保持在1 cm

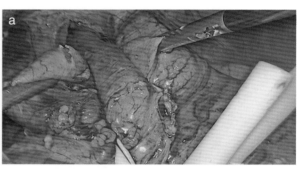

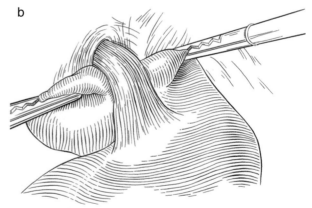

图6-19 a、b. 主刀医师使用2把抓钳轻柔地拖动胃底至食管后方

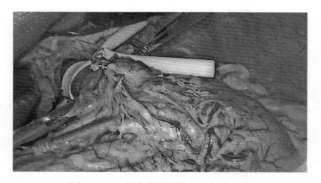

图6-18 缩闭膈肌裂孔，不可过紧

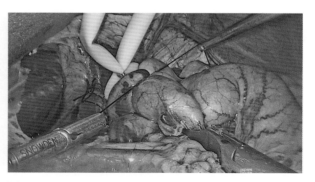

图6-20 使用抓钳经trocar 2辅助抓持完成第1针缝合，胃底的左、右两侧在胃食管交界处上方缝合包绕

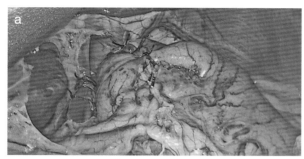

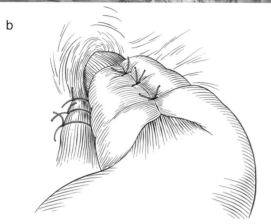

图6-21　a、b. 采用2-0丝线缝合3针完成胃底包绕，针距在1 cm左右

医师需要确保最上极胃短血管已被离断，而胃食管交界处后方系膜也已经游离完毕，并像擦皮鞋一样左右拉动食管后方的胃底，需明确在胃底wrap环缝合完毕后无多余游离的胃底部分。

使用抓钳经trocar 2辅助抓持完成第1针缝合，胃底的左、右两侧在胃食管交界处上方缝合包绕。

采用2-0丝线缝合3针完成胃底包绕，针距在1 cm左右。Wrap环长度短于2.5 cm，甚至不可超过2cm。

腔镜器械及trocar在手术结束后移出腹腔，并缝合trocar切口。

腹腔镜后方部分胃底折叠术
（220°～280°）

前面6个步骤的操作过程与全胃底折叠术相同。

步骤7　部分胃底折叠术（图6-22～图6-27）

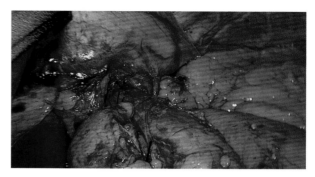

图6-22　分别在左、右两侧，食管和胃底肌层之间采用2-0丝线缝合3针完成胃底包绕，重建左侧

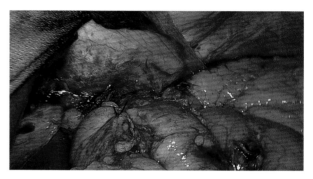

图6-23　下段食管前壁约80°～140°范围保持未包绕状态

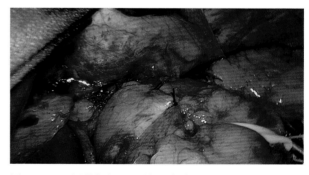

图6-24　分别在左、右两侧，食管和胃底肌层之间采用2-0丝线缝合3针完成胃底包绕，重建右侧

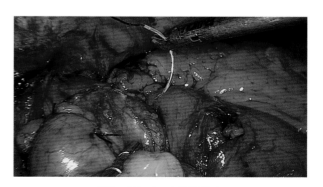

图6-25　2-0丝线缝合

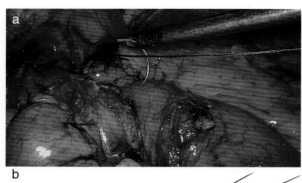

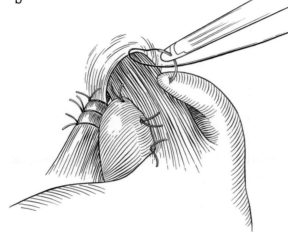

图6-26 a、b. 分别在左、右两侧,食管和胃底肌层之间采用2-0丝线缝合3针完成胃底包绕,先右侧再左侧顺序

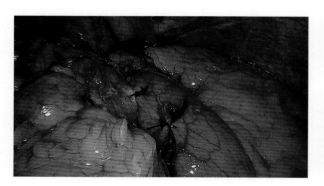

图6-27 重建完成后示意图

主刀医师使用2把抓钳轻柔地拖动胃底至食管后方。

分别在左、右两侧,食管和胃底肌层之间采用2-0丝线缝合3针完成胃底包绕。下段食管前壁80°~140°范围保持敞开,这样,胃底wrap环大约包绕食管全周360°中的220°~280°。

腹腔镜下前侧部分胃底折叠术（180°）

前面6个步骤的操作过程与全胃底折叠术相同

步骤7 部分前壁胃底折叠术(图6-28)

采用2-0丝线完成2排缝合。第1排共3针缝合在左侧食管壁完成,最高位的1针需要缝合的组织包括胃底、左侧食管壁及左侧膈肌脚。第2针和第3针缝合的组织则包括胃底和左侧食管壁的相应肌层。此时,胃底折叠在食管上面,胃大弯贴近右侧膈肌脚。

第2排共3针缝合在右侧食管壁完成,缝合的组织则包括胃底和右侧膈肌脚。

最后,另外在胃底和食管裂孔之间缝合2针以消除胃底折叠后的张力。

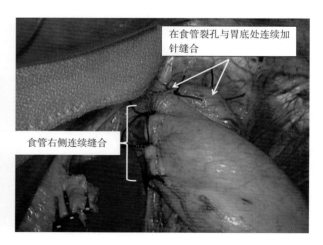

在食管裂孔与胃底处连续加针缝合

食管右侧连续缝合

图6-28 右侧食管壁的缝合组织包括胃底和右侧膈肌脚。胃底和食管裂孔之间另外再缝合2针

术后护理

手术结束后拔除患者气管插管,术后当天在ICU接受监护。术后第1天早晨停止吸氧,患者可开始进食软食并出院。

在接受腹腔镜下胃底折叠术后的12个月内,

该患者的胃灼热和反酸的症状彻底消失。纤维支气管镜检查也提示支气管肺泡灌洗液中不再含有胃蛋白酶。患者的肺功能测试指标及实际活动能力大大提高。食管动力学检测提示食管下括约肌压力正常。动态 pH 监测也提示食管近端无反流存在。

致谢　患者影像资料引自 SPIES 系统。感谢 Storz 公司。

·参·考·文·献·

［1］ Allaix ME, Fisichella PM, Noth I, et al. Idiopathic pulmonary fibrosis and gastroesophageal reflux. Implications for treatment. J Gastrointest Surg. 2014；18：100-105.

［2］ Allaix ME, Fisichella PM, Noth I, et al. The pulmonary side of reflux disease: from heartburn to lung fibrosis. J Gastrointest Surg. 2013；17：1526-1535.

［3］ Broeders JA, Rijnhart-de Jong HG, Draaisma WA, et al. Ten-year outcome of laparoscopic and conventional Nissen fundoplication: randomized clinical trial. Ann Surg. 2009；250：698-706.

［4］ Dallemagne B, Weerts J, Markiewicz S, et al. Clinical results of laparoscopic fundoplication at ten years after surgery. Surg Endosc. 2006；20：159-165.

［5］ Gasper WJ, Sweet MP, Hoopes C, et al. Antireflux surgery in patients with end stage lung disease before and after lung transplant. Surg Endosc. 2008；22：495-500.

［6］ Morgenthal CB, Shane MD, Stival A, et al. The durability of laparoscopic Nissen fundoplication: 11-year outcomes. J Gastrointest Surg. 2007；11：693-700.

［7］ Patterson EJ, Herron DM, Hansen PD, et al. Effect of an esophageal bougie on the incidence of dysphagia following Nissen fundoplication: a prospective, blinded, randomized clinical trial. Arch Surg. 2000；135：1055-1061.

［8］ Patti MG, Gasper WJ, Fisichella PM, et al. Gastroesophageal reflux disease and connective tissue disorders: pathophysiology and implications for treatment. J Gastrointest Surg. 2008；12：1900-1906.

［9］ Sweet MP, Patti MG, Hoopes C, et al. Gastroesophageal reflux in patients with idiopathic pulmonary fibrosis referred for lung transplantation. J Thorac Cardiovasc Surg. 2007；133：1078-1084.

［10］ Sweet PM, Herbella FAM, Leard L, et al. The prevalence of reflux in the proximal and distal esophagus in patients awaiting lung transplantation. Ann Surg. 2006；244：491-497.

第7章
腹腔镜幽门成形术
Laparoscopic Pyloroplasty

P.Marco Fisichella, Anahita Jalilvand
华 荣 译

临床病史

患者女性,26岁,双肺移植术后出现胃灼热、反酸症状,并进行性加重。该患者的术前检查包括:

- 钡餐造影检查:未见异常。
- 内镜检查:重度食管炎C级。
- 食管测压:蠕动正常,食管括约肌松弛及测压正常。
- 食管pH监测:病理量的胃食管反流,DeMeester评分78分(正常<14.7分)。
- 胃排空扫描:重度排空延迟,4小时造影剂仅排空6%。

手 术

术前评估

所有拟行腹腔镜手术的胃食管反流病(GERD)患者均接受以下术前评估:症状评价、钡餐造影检查、上消化道内镜检查,必要时增加胃排空扫描。胃瘫被证明与胃食管反流病、呼吸及移植损伤密切相关,因此,如果肺移植患者有明确GERD症状、严重胃弛缓(90分钟内排空<10%)、促胃肠动力药物反应不良,那么我们推荐在进行抗反流手术同时行幽门成形术。

手术规划

患者牢固固定于手术台,肩背下放置充气枕。使用充气弹力袜预防深静脉血栓。切皮前给予预防性抗生素。常规留置导尿管。当患者计划实施幽门成形术时,术前要求患者进食流质2~3天。即使术前禁食8小时也无法保证此类患者的胃能够排空,尤其是胃瘫的患者。因此,麻醉师需采用快速插管的策略确保气道安全,其他措施包括尽量减少胃内容物和提高胃内pH。麻醉完毕后,患者背部充气垫可以充气,患者双下肢呈骑马位,术者站于两腿之间,然后消毒、铺单,患者呈头高脚低位。

打孔位置

图7-1显示了腹腔镜Nissen胃底折叠术打孔位置的选择及顺序:①观察孔,剑突下14 cm。②左操作孔,左锁骨中线与肋弓下缘交界。③用于Nathanson牵开器的上腹部孔。④右操作孔,位于右锁骨中线与肋弓下缘交界。⑤辅助孔,位于左腋前线观察孔水平。图7-2显示了幽门成形术打孔位置及与Nissen的位置差异。6号孔位于右锁骨中线脐水平,放置11 mm打孔器,用于腹腔镜观察。前面Nissen术中的Port 1(观察孔)则转化为操作孔。另外还要放置一个5 mm的工作通道,位于右侧腋前线,与Port 1形成三角形分布,共同完成术中缝合操作。腹腔镜打孔非常重要,尤其要注意的是,打孔位置不能过高,否则缝合角

度过大将给手术操作带来难度。

幽门成形术步骤

手术开始后确认幽门部,并使用电刀在幽门前壁及十二指肠起始部做好标记。然后起开幽门,并向上、下两侧纵行切开5 cm,远端至十二指肠,近端至胃窦部,切开过程可以使用电钩或Ligasure™(图7-3),然后使用V-20的2-0缝线在肠切口的左、右两端分别间断缝合1针,作为固定和牵引。为了防止缝合时误伤后壁,可以制作一个明胶海绵卷,在两端用2-0丝线缝扎,放入幽门内,手术结束后让其自行吸收溶解即可(图7-4)。然后用2-0丝线在明胶海绵表面单层间断横行关闭纵行切口,从切口两端向中央缝合,针脚间距离几毫米(图7-5)。这些缝线均需在体内完成打结(图7-6)。Maryland钳子可以用来检查缝线之间的压痕,如果需要,可以用2-0丝线加缝几针。最后在幽门成形的远、近端分别放置金属夹,方便术后钡餐造影检查时辨认幽门。

术后护理

术后第1天进行钡餐造影检查,排除胃瘘的可能。所有患者手术后第1天早晨开始进食软质食物并持续2周,如果可以,随后可改为硬质食物。

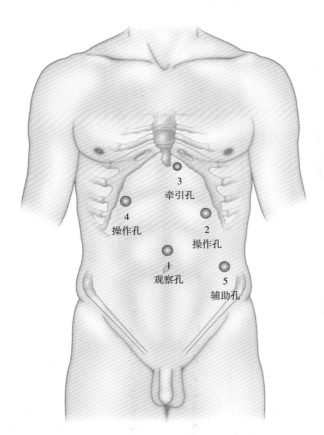

图7-1 腹腔镜下Nissen胃底折叠术打孔位置

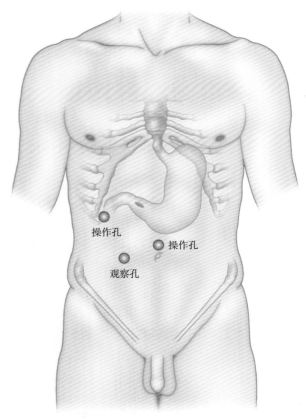

图7-2 幽门成形术打孔位置

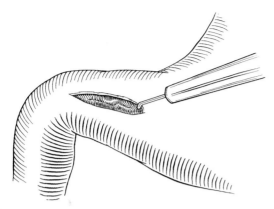

图 7-3　切开幽门并向上、下胃窦和十二指肠延伸至 5 cm

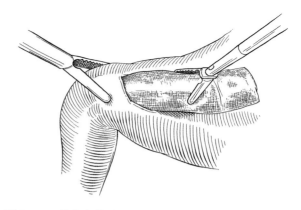

图 7-4　明胶海绵卷放入幽门管腔内,避免缝合过程中损伤后壁

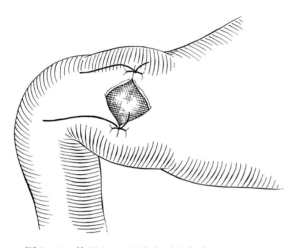

图 7-5　使用 2-0 丝线由两端向中央间断缝合

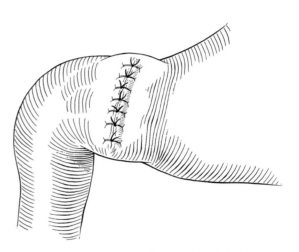

图 7-6　针脚间距几毫米,并在腹腔内打结

·参·考·文·献·

［1］ Bais JE, Samsom M, Boudesteijn EA, et al. Impact of delayed gastric emptying on the outcome of antireflux surgery. Ann Surg. 2001;234:139-146.

［2］ Davis CS, Jellish WS, Fisichella PM. Laparoscopic fundoplication with or without pyloroplasty in patients with gastroesophageal reflux disease after lung transplantation: how I do it. J Gastrointest Surg. 2010a;14:1434-1441.

［3］ Davis CS, Shankaran V, Kovacs EJ, et al. Gastroesophageal reflux disease after lung transplantation: pathophysiology and implications for treatment. Surgery. 2010b;148:737-744; discussion 744-745.

［4］ Fisichella PM, Davis CS, Shankaran V, et al. The prevalence and extent of gastroesophageal reflux disease correlates to the type of lung transplantation. Surg

Laparosc Endosc Percutan Tech. 2012;22:46-51.

［5］ Hinder RA, Stein HJ, Bremner CG, et al. Relationship of a satisfactory outcome to normalization of delayed gastric emptying after Nissen fundoplication. Ann Surg. 1989;210:458-464; discussion 464-465.

［6］ Khajanchee YS, Dunst CM, Swanstrom LL. Outcomes of Nissen fundoplication in patients with gastroesophageal reflux disease and delayed gastric emptying. Arch Surg. 2009;144:823-828.

［7］ Mendez BM, Davis CS, Weber C, et al. Gastroesophageal reflux disease in lung transplant patients with cystic fibrosis. Am J Surg. 2012;204:e21-26.

［8］ Pellegrini CA. Delayed gastric emptying in patients with abnormal gastroesophageal reflux. Ann Surg. 2001;234:147-148.

第8章
食管旁疝修补术和Collis胃成形术
Paraesophageal Hernia Repair and Collis Gastroplasty

Jennifer Jolley, Tammy Kindel, Dmitry Oleynikov
华 荣 译

腹腔镜食管旁疝修补术

临床病史

患者女性,52岁,因继发于Cameron溃疡的黑便、贫血就诊。外院发现血红蛋白3g/dl,并行输血治疗。上消化道内镜检查发现巨大食管旁疝及Cameron溃疡。患者自述行走时头晕,伴上腹饱胀及反酸,患者没有外科手术史,但有长期的吸烟史。给予患者质子泵抑制剂可缓解症状并控制病情发展,药量已增加至每天2次,加用硫糖铝,并强烈建议患者戒烟。进一步评价其裂孔疝和溃疡的结果如下:

- 钡餐造影检查:巨大食管裂孔旁疝伴反流。
- 上消化道内镜检查:5 cm长的食管旁疝,

Cameron溃疡已愈合,并且没有出血征象(图8-1、图8-2)。

- 食管测压:食管体蠕动功能正常,下段食管压力表现正常,松弛满意。

完成以上评估后,我们进行了其他合并疾病的检查,并征得患者同意施行腹腔镜下食管旁疝补片修补术和Nissen胃底折叠术。

手 术

体位

患者取仰卧位,双上肢包入手术巾固定,留置术中导尿管观察尿量,使用足部和腰部固定带,使患者保持稳定的头高脚低斜坡位。术前使用抗生

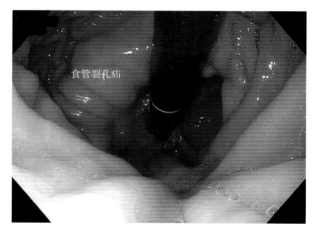

图8-1 上消化道内镜检查可见食管裂孔疝

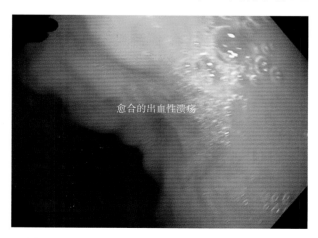

图8-2 上消化道内镜检查可见愈合的出血性溃疡

素,给予化学和物理方法预防深静脉血栓,放置经口胃管减低胃张力。

打孔位置

打孔位置设计应尽量满足裂孔区域位于操作孔三角形的底边,并时刻留意食管旁疝常常偏向左侧,并且建立气腹后会向头端移位。我们主要取左上腹用 Veress 针建立气腹,在剑突和脐之间放置 11 mm 观察孔,另外 3 个操作孔位置如图 8-3(2 个 11 mm 孔位于左上腹,1 个 5 mm 孔位于右上腹)。Nathanson 肝脏拉钩从上腹部剑突下置入。

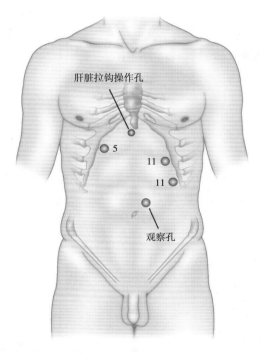

图 8-3 腹腔镜食管旁疝修补术打孔位置

手术操作

步骤 1 缩小疝囊

患者反 Trendelenburg(头高脚低)位,并向右倾斜,首先将疝囊内容物从纵隔内拉至腹腔(图 8-4a)。用双极电刀从脾脏下缘开始游离胃短血管,随后沿 His 角解剖左侧膈肌脚,进入主动脉前方的纵隔无血管区(图 8-4b)。继续向前游离时需要注意左侧胸膜和迷走神经(图 8-4c)。到达

右膈肌脚内侧部位就转到右边解剖肝胃韧带,解剖并进一步确认右膈肌脚。此时我们找到后方的迷走神经,并建立食管后方的空间,置入烟卷引流条,用于牵拉食管和胃,便于进一步的纵隔解剖。

步骤 2 通过广泛的纵隔游离获得 3 cm 长的腹段食管

拔除胃管,通过胃食管交界处的牵引带牵拉食管。我们使用电钩向纵隔更高处游离,可以避免由主动脉发出的食管滋养血管的出血(图 8-5)。

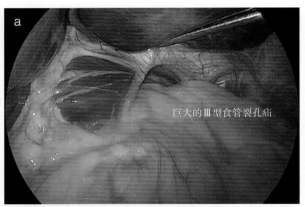

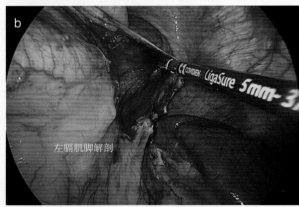

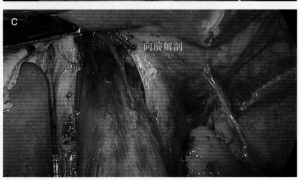

图 8-4 a. 将疝囊拉出纵隔。b. 解剖左膈肌脚。c. 辨认左侧胸膜和迷走神经前干

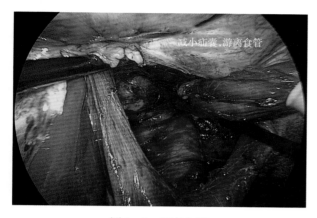

图8-5　游离食管

步骤3　建立无张力的后方膈肌脚成形

在获得至少3 cm以上的满意腹段食管长度后,使用间断缝合来折叠食管后方的膈肌脚,每针间距5～8 mm,并持续缝合,完全关闭膈肌脚,其留下空间,仅供1把器械通过(图8-6a)。然后,用布片加固成形的膈肌脚,并使之成为U形围绕食管(图8-6b)。

步骤4　胃底折叠抗反流

通过全周包绕或部分包绕进行胃底折叠抗反流。在进手术室之前就应该根据食管测压结果决定行Nissen全胃底折叠或Toupet部分胃底折叠。对食管蠕动差的患者建议Toupet胃底折叠,减少

术后吞咽困难的发生(图8-7)。本例患者食管蠕动良好,我们行Nissen胃底折叠术。首先确定胃食管交界处(EGJ),然后在EGJ以远3 cm的大弯后壁进行抓持,并用钛夹标记,便于此后进行"擦皮鞋"样左右抽动,并建立一个松弛对称的wrap环。此后,将两侧的胃底组织间断缝合在一起进行Nissen抗反流重建,间断缝合2针,并间距2 cm左右(如果是将两边的胃组织分别缝合在食管上就是Toupet胃底折叠术)。最后将wrap环固定到裂孔两侧的膈肌脚上。

步骤5　完成内镜检查

每一例手术结束后,我们都会进行内镜的检查,确认我们重建的wrap环对称均匀,并且可以顺利通过进入胃腔(图8-8)。

术后护理

术后患者进食流质,此后改为软质食物。我们认为上消化道造影不是必需的,而患者常常可以在术后第1天出院。患者进食软质食物2周后返院复诊,再酌情更改食物种类。术后6个月及12个月进行随访。

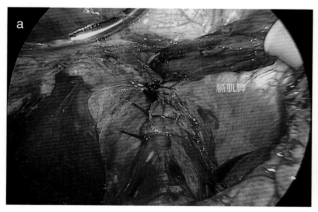

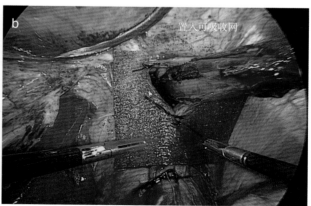

图8-6　a. 折叠、关闭食管后方的膈肌脚。b. 置入可吸收补片加固成形后的膈肌脚

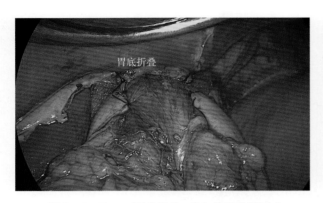

图8-7 Toupet胃底折叠,减少术后吞咽困难

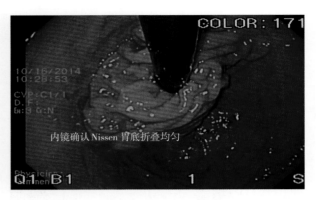

图8-8 内镜检查确认对称的折叠胃底

Collis胃成形术

临床病史

患者女性,70岁,既往曾出现进行性加重的胃灼热、反酸和吞咽困难症状。既往曾接受过腹腔镜下不可吸收补片食管裂孔疝修补术和Nissen胃底折叠术治疗。根据其以往的抗反流手术史和再次出现的胃食管反流病症状,一些针对复发性食管裂孔疝的检查被实施如下:

• 钡餐造影检查:巨大裂孔疝,裂孔处近端胃轻到中度狭窄,食管远端扩张(图8-9)。

• 内镜检查:洛杉矶分级C级食管炎,Z线位于距门齿29 cm处,裂孔疝长6 cm,未见完整的抗反流wrap环存在(图8-10)。

• 食管测压:食管下括约肌压力降低,食管蠕动减弱。40%的吞咽动作存在正常蠕动,但振幅下降。

手 术

开始的手术分离参照前述的腹腔镜食管旁疝修补术。接下来进行更广泛的纵隔游离,以获得充

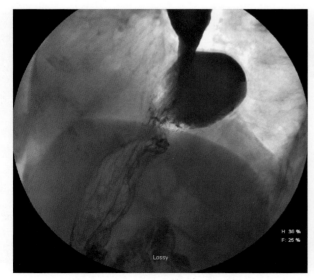

图8-9 钡餐造影影像提示:巨大裂孔疝,食管远端扩张

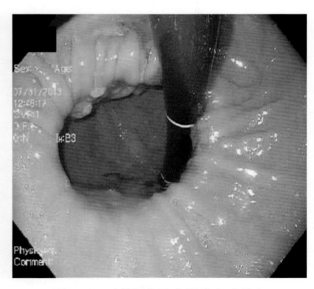

图8-10 内镜图像显示:裂孔疝,食管炎

分的腹段食管。即使在巨大食管裂孔疝(>5 cm)、既往裂孔手术史、食管狭窄或者Barrett食管中,我们也可以通过全纵隔游离获得足够的腹腔食管长度。如果无法获得2.5 cm以上的无张力腹

段食管,那么就需要行Collis胃成形术。这里我们介绍腹腔镜下楔形Collis胃成形术。

步骤1 游离食管

完全游离食管四周后,在胃食管交界处包绕

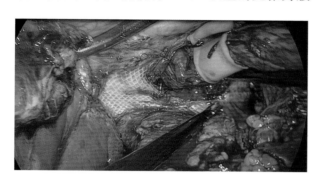

图8-11　游离食管

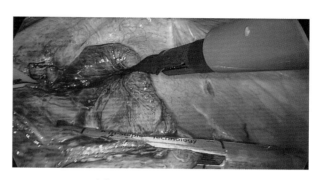

图8-12　进行水平切割

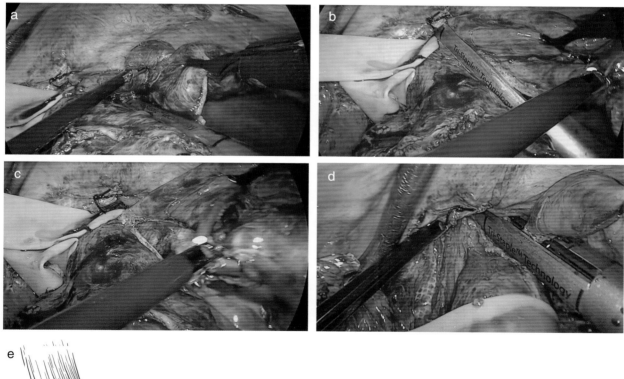

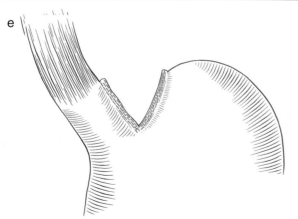

图8-13　a~d. 垂直切割完成新食管成形。e. 移除"V"形切割胃壁后的Collis成形

烟卷引流条进行牵引,并借此确定裂孔与EGJ的关系,帮助此后的食管延长手术(图8-11)。膈上脂肪垫和疝囊常常使EGJ的解剖不清,在清除脂肪时注意避免损伤迷走神经前干。术中上消化道内镜检查亦可以帮助辨认胃食管交界处位置。

步骤2 水平切割

一旦准备进行食管延长手术,需要将48 F的探条在直视下经胃食管交界处插入胃腔。胃大弯向旁边牵开展平,通过左侧12 mm trocar置入4.5 mm的可弯曲腔内切割吻合器,垂直于胃大弯安置,确保可以新增加2.5 cm的腹段食管。切割器朝向食管内探条击发,切割线形成人造食管的下缘(图8-12)。

步骤3 垂直切割

切割吻合器沿食管探条朝向裂孔切割,制作新的腹腔食管。有时需要多个切割钉的反复切割(图8-13 a~d),注意最后一枪不要过分接近裂孔,否则容易导致狭窄和术后穿孔。图8-13e显示了Collis成形术后的"V"形胃壁组织已被切除。

步骤4 检查切割面

术中使用内镜检查切割缘,并进行瘘的检测。

步骤5 胃底折叠

新增食管的切割吻合线要求指向患者左侧,无论部分折叠还是全周折叠(取决于术前压力测定)都必须包埋此切割吻合线(图8-14)。折叠后,胃的水平切割吻合线应该位于新增食管的后方。

术后护理

患者术后恢复过程顺利。术后第1天进行上消化道造影检查没有发现瘘,立即开始进食流质,并在随后的2周内逐渐由清流质过渡到软质食物。术后其胃灼热和吞咽困难症状有明显改善,术后1年的上消化道造影检查没有发现裂孔疝,Toupet胃底折叠形态完整(图8-15)。

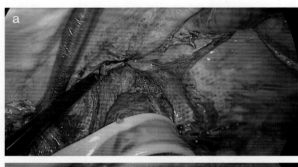

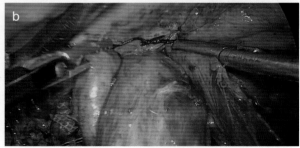

图8-14 a、b. Collis成形后进行的Toupet胃底折叠

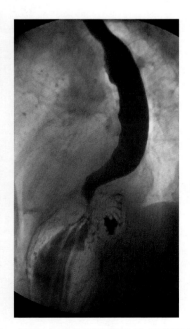

图8-15 术后1年消化道造影显示:无裂孔疝,抗反流折叠wrap环完整食管裂孔疝

·参·考·文·献·

[1] Antoniou SA, Pointner R, Granderath FA. Hiatal hernia repair with the use of biologic meshes: a literature review. Surg Laparosc Endosc Percutan Tech. 2011；21：1-9.

[2] Arafat FO, Teitelbaum EN, Hungness ES. Modern treatment of paraesophageal hernia: preoperative evaluation and technique for laparoscopic repair. Surg Laparosc Endosc Percutan Tech. 2012；22：297-303.

[3] Auyang ED, Oelschlager BK. Laparoscopic repair of paraesophageal hernias. In: Swanstrom L, Soper N, editors. Mastery of endoscopic and laparoscopic surgery. 4th ed. Baltimore: Lippincott Williams & Wilkins; 2013. p. 222-230.

[4] Davis Jr SS. Current controversies in paraesophageal hernia repair. Surg Clin North Am. 2008；88：959-978.

[5] DeMeester SR. Laparoscopic paraesophageal hernia repair: critical steps and adjunct techniques to minimize recurrence. Surg Laparosc Endosc Percutan Tech. 2013；23：429-435.

[6] Draaisma WA, Gooszen HG, Tournoij E, et al. Controversies in paraesophageal hernia repair: a review of literature. Surg Endosc. 2005；19：1300-1308.

[7] Granderath FA, Carlson MA, Champion JK, et al. Prosthetic closure of the esophageal hiatus in large hiatal hernia repair and laparoscopic antireflux surgery. Surg Endosc. 2006；20：367-379.

[8] Lee YK, James E, Bochkarev V, et al. Long-term outcome of cruroplasty reinforcement with human acellular dermal matrix in large paraesophageal hiatal hernia. J Gastrointest Surg. 2008；12：811-815.

[9] Maganty K, Smith RL. Cameron lesions: unusual cause of gastrointestinal bleeding and anemia. Digestion. 2008；77：214-217.

[10] Oelschlager BK, Barreca M, Chang L, et al. The use of small intestine submucosa in the repair of paraesophageal hernias: initial observations of a new technique. Am J Surg. 2003；186：4-8.

[11] Oleynikov D, Ranade A, Parcells J, et al. Paraesophageal hernias and nissen fundoplication. In: Oleynikov D, Bills N, editors. Robotic surgery for the general surgeon. Hauppauge: Nova; 2014. p. 65-74.

[12] Schmidt E, Shaligram A, Reynoso JF, et al. Hiatal hernia repair with biologic mesh reinforcement reduces recurrence rate in small hiatal hernias. Dis Esophagus. 2014；27：13-17.

[13] Soper NJ, Teitelbaum EN. Laparoscopic paraesophageal hernia repair: current controversies. Surg Laparosc Endosc Percutan Tech. 2013；23：442-445.

[14] Stadlhuber RJ, Sherif AE, Mittal SK, et al. Mesh complications after prosthetic reinforcement of hiatal closure: a 28-case series. Surg Endosc. 2009；23：1219-1226.

[15] Stefanidis D, Hope WW, Kohn GP, et al. SAGES Guidelines Committee. Guidelines for surgical treatment of gastroesophageal reflux disease. Surg Endosc. 2010；24：2647-2669.

[16] Bochkarev V, Lee YK, Vitamvas M, et al. Short esophagus: how much length can we get? Surg Endosc. 2008；22：2123-2127.

[17] Chang L, Oelschlager B, Barreca M, et al. Improving accuracy in identifying the gastroesophageal junction during laparoscopic antireflux surgery. Surg Endosc. 2003；17：390-393.

[18] Swanstrom LL, Marcus DR, Galloway GQ. Laparoscopic collis gastroplasty is the treatment of choice for the shortened esophagus. Am J Surg. 1996；171：477-481.

[19] Terry ML, Vernon A, Hunter JG. Stapled-wedge collis gastroplasty for the shortened esophagus. Am J Surg. 2004；188：195-199.

[20] Youssef YK, Shekar N, Lutfi R, et al. Long-term evaluation of patient satisfaction and reflux symptoms after laparoscopic fundoplication with collis gastroplasty. Surg Endosc. 2006；20：1702-1705.

[21] Zehetner J, DeMeester S, Ayazi S, et al. Laparoscopic wedge fundectomy for collis gastroplasty creation in patients with a foreshortened esophagus. Ann Surg. 2014；260：1030-1033.

第9章
食管贲门失弛缓症手术
Operations for Achalasia

Bernardo Borraez, Marco G.Patti
杨 煜 译

本章叙述了腹腔镜Heller手术和部分胃底折叠术的术前检查、手术计划和手术技巧。

临床病史

患者男性,32岁。吞咽困难、反流、胃灼热、咳嗽2年。最初推断为胃食管反流引起以上症状,进行质子泵抑制剂治疗。由于药物治疗反应不佳,所以进行了进一步的检查,诊断为贲门失弛缓症。检查情况如下:

• 钡餐造影检查:远端食管狭窄,气液平面,钡剂排空非常缓慢(图9-1)。

• 消化内镜检查:食管内有食物残留,并明确远端食管狭窄并非消化性溃疡或恶性肿瘤所致(图9-2)。

• 食管压力测定:根据芝加哥分型为Ⅱ型贲门失弛缓症(图9-3),下段食管括约肌静息状态下压力正常,但在吞咽时未见舒张表现。

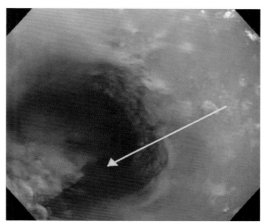

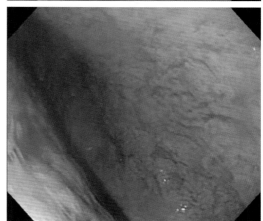

图9-2 内镜检查提示:食管内有食物残留(箭头所指),并明确图9-1中远端食管狭窄并非消化性溃疡或恶性肿瘤所致

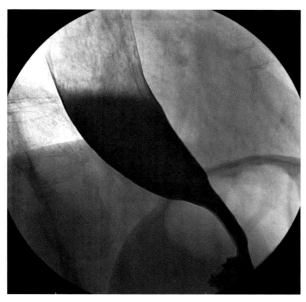

图9-1 钡餐造影影像提示:远端食管狭窄,气液平面,从食管到胃内钡剂排空缓慢

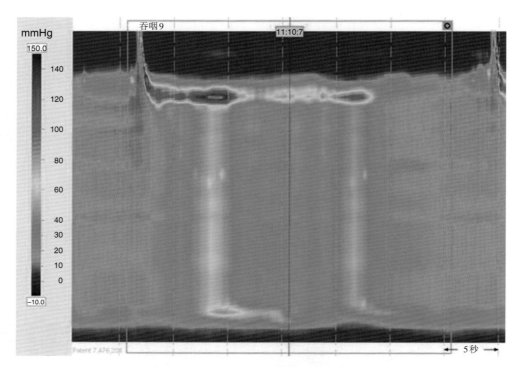

图9-3　食管压力测定提示:根据芝加哥分型为Ⅱ型贲门失弛缓症

手 术

患者体位与trocar位点

患者取仰卧位于手术台上,双腿分开安置于手术床脚蹬。5个trocar的腹部穿刺位点选择参照第5章所探讨的内容(图9-4)。术者站在患者两腿之间进行手术操作。

手术操作:Heller肌层切开术与Dor胃底折叠术

步骤1　分离肝胃韧带

由肝尾叶表面开始向右侧膈肌脚分离肝胃韧带(图9-5)。肝胃韧带间常见由胃左动脉而来的肝左动脉分支,应当充分显露予以夹闭。

步骤2　识别右侧膈肌脚和迷走神经后支

打开肝胃韧带后,钝性分离食管右侧以显露右侧膈肌脚(图9-6),亦可识别迷走神经后支。

步骤3　分离食管表面的腹膜和膈肌食管系膜

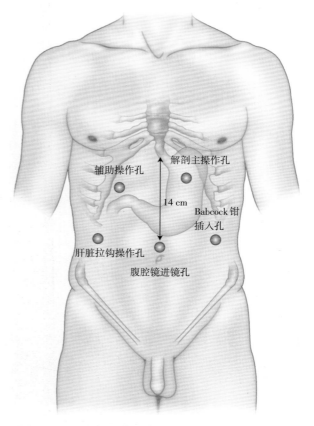

图9-4　贲门失弛缓症腹腔镜手术的trocar穿刺位点

电灼并横向切断食管表面的腹膜和膈肌食管系膜,可识别出迷走神经前支(图9-7)。朝左、右膈肌脚联合处向下解剖出左侧膈肌脚。

步骤4 分离胃短血管

使用双极设备分离胃短血管(图9-8、图9-9)。分离胃短血管使得胃底得以充分游离,这样行胃底折叠操作时没有张力。

步骤5 经纵隔游离食管

使用双极设备经纵隔向远端游离食管以确保

膈肌下有4 cm长无张力的食管,纵隔后方无需进行解剖操作(图9-10、图9-11)。

步骤6 摘除脂肪垫并显露食管壁

从胃左动脉近端处起摘除脂肪垫以便良好地显露胃食管交界处(图9-12)。这个操作由胃左动脉第一分支处开始进行。摘除脂肪垫后,食管纵向肌纤维得以清楚显露(图9-13)。

步骤7 食管肌层切开

在11点钟处以电钩行食管肌层切开(图9-14)。

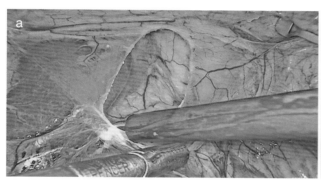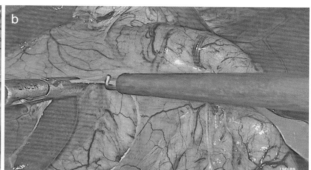

图9-5 a、b. 分离肝胃韧带

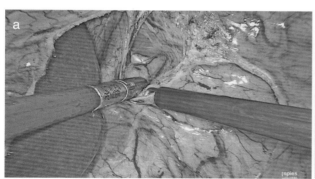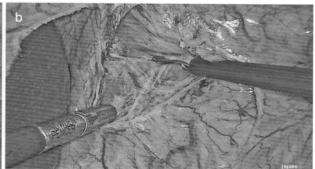

图9-6 a、b. 显露右侧膈肌脚,识别迷走神经后支

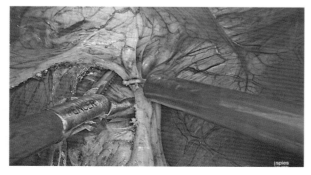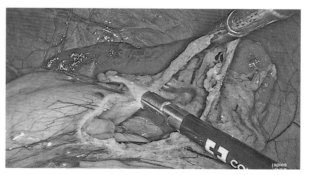

图9-7 切断食管表面的腹膜和膈肌食管系膜　　图9-8 分离胃短血管,离断脾胃韧带

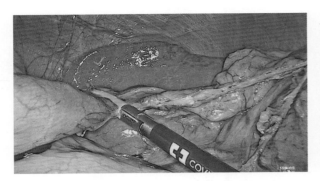

图9-9　分离胃短血管,直至脾上极和左侧膈肌脚

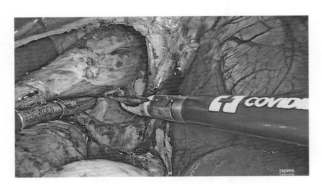

图9-10　在纵隔内分离出食管,靠近主动脉一侧,注意离断食管固有动脉

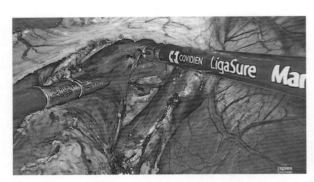

图9-11　在纵隔内分离出食管,向上可以到达气管分叉以下

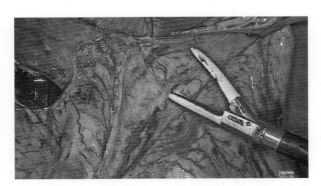

图9-12　胃左动脉近端处向上摘除脂肪垫以便良好地显露胃食管交界处

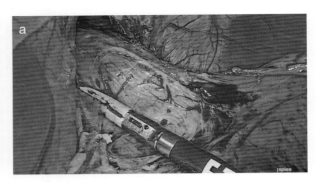

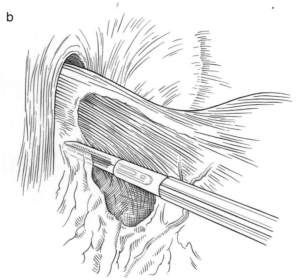

图9-13　a、b. 摘除脂肪垫后,食管纵向肌纤维得以清楚显露

由胃食管交界处开始行食管肌层切开,向食管侧切开约6 cm,向胃壁侧切开2.5～3 cm。纵行切口似"曲棍球棍"状,同时横断套索纤维。沿着切开的肌层边缘进行钝性分离以充分显露食管黏膜(图9-15、图9-16)。在对之前有过内镜下治疗史[肉毒素和(或)扩张术]的患者进行操作时需要非常小心,因为常存在纤维化表现,所以此类患者常缺失正常的解剖间隙。

步骤8　Dor胃底折叠术

Dor胃底折叠术(部分前壁折叠)需左、右2排缝合。左侧需缝合3针。最高处1针需缝合胃底、食管壁和左侧膈肌脚(图9-17)。第2、3针间距为1～1.5 cm,缝合胃底和左侧食管壁(图9-18)。然后使胃底折叠于暴露的黏膜之上,以使切

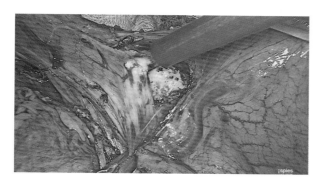

图9-14 由食管开始以电钩行食管肌层切开

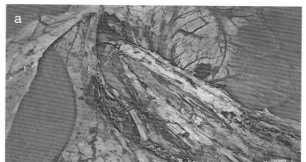

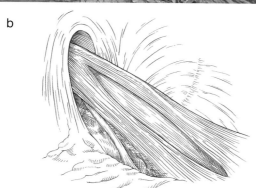

图9-15 a、b. 完成后的食管肌层切开

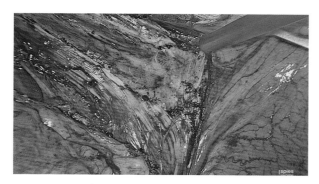

图9-16 食管肌层切开并沿长轴延伸

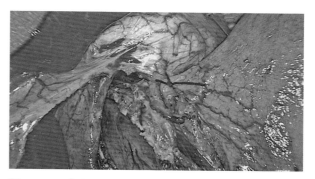

图9-17 在行Dor折叠时,左侧最高处1针的缝合需包含胃底、食管壁和左侧膈肌脚

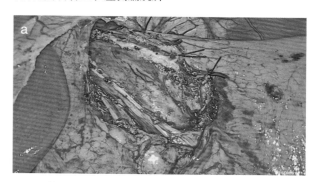

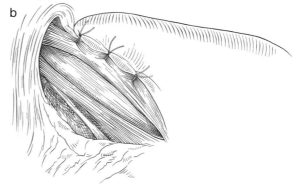

图9-18 a、b. 第2、3针缝合胃底和左侧食管壁

断胃短血管后的胃大弯侧靠近右侧膈肌脚(图9-19)。右侧也需要缝合3针,缝合胃底和右侧膈肌脚(图9-20、图9-21)。最后在折叠的胃底和食管裂孔边缘缝合2针以减少右侧的缝合张力。

步骤9 对切开的食管肌层做检查

在撤去trocar前应对切开的食管肌层做最后的检查(图9-22)。可以通过胃管或内镜下给予通气试水或者通过经口胃管注入无菌染料来检查有无穿孔。一旦发现穿孔应立即以可吸收线缝合关闭。

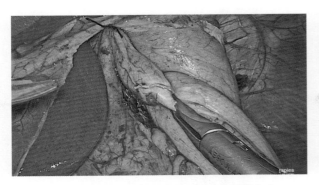

图9-19　使折叠的胃底位于暴露的黏膜之上

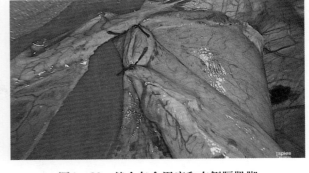

图9-20　缝合包含胃底和右侧膈肌脚

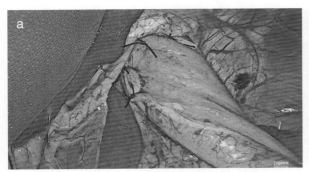

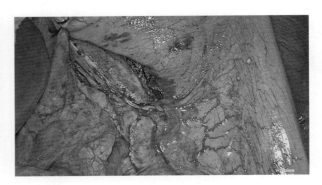

图9-22　完成的食管肌层切开

术后护理

术毕当晚患者住院观察。术后第1天早餐，患者流质饮食，午餐起进食软质普食。该患者术后随访2～4周，每3个月进行电邮回访。在术后第15个月时，患者无不适症状，并且因进食后食管中残留食物所致的咳嗽症状亦完全缓解。

感谢　图片引自SPIES系统。感谢Storz公司。

图9-21　a、b. 对于右侧的缝合，缝合3针需包含胃底和右侧膈肌脚

·参·考·文·献·

［1］Fisichella PM, Raz D, Palazzo F, et al. Clinical, radiological, and manometric profile in 145 patients with untreated achalasia. World J Surg. 2008；32：1974-1979.

［2］Kahrilas PJ, Ghosh SK, Pandolfino JE. Esophageal motility disorders in terms of pressure topography: the Chicago classification. J Clin Gastroenterol. 2008；42：627-635.

［3］Khandelwal S, Petersen R, Tatum R, et al. Improvement of respiratory symptoms following Heller myotomy for achalasia. J Gastrointest Surg. 2011；15：235-239.

［4］Patti MG, Herbella FA. Fundoplication after laparoscopic Heller myotomy for esophageal achalasia: what type？ J Gastrointest Surg. 2010；14：1453-1458.

［5］Patti MG, Pellegrini CA. Esophageal achalasia 2011: pneumatic dilatation or laparoscopic myotomy？ J

Gastrointest Surg. 2012;16:870-873.

[6] Patti MG, Arcerito M, Feo CV, et al. Effects of previous treatment on results of laparoscopic Heller myotomy for achalasia. Dig Dis Sci. 1999a;44:2270-2276.

[7] Patti MG, Pellegrini CA, Horgan S, et al. Minimally invasive surgery for achalasia. An 8-year experience with 168 patients. Ann Surg. 1999b;230:587-593.

[8] Patti MG, Fisichella PM, Perretta S, et al. Impact of minimally invasive surgery on the treatment of esophageal achalasia. A decade of change. J Am Coll Surg. 2003;196:698-703.

[9] Sinan H, Tatum RP, Soares RV. Prevalence of respiratory symptoms in patients with achalasia. Dis Esophagus. 2011;24:224-228.

[10] Wright AS, Williams CW, Pellegrini CA, et al. Long-term outcomes confirm the superior efficacy of extended Heller myotomy with Toupet fundoplication for achalasia. Surg Endosc. 2007;21:713-718.

第10章
经口内镜下肌层切开术(POEM)
Peroral Endoscopic Myotomy(POEM)

Eric S. Hungness, Rym El Khoury
杨 煜译

本章节介绍经口内镜下肌层切开术(POEM)的术前准备、手术方案制订,贲门失弛缓症的POEM手术操作以及POEM相关疑难问题的解决策略。

临床病史

患者为56岁女性,胸痛、胃灼热感、吞咽困难5年。最初诊断为胃食管反流病并进行质子泵抑制剂治疗。在抑酸治疗后患者症状未见改善,随后上消化道内镜检查未见食管炎表现。

患者吞咽困难逐渐加重,由进食普食进展到进食流质。针对食管运动功能障碍进行全面检查:

• 上消化道内镜复查:明显扩张迂曲的上段食管,未见黏膜病变,疑似贲门失弛缓症表现(图10-1)。

• 时控钡餐造影检查:食管远端狭窄呈"鸟嘴"状,狭窄处黏膜光滑,在吞钡5分钟时钡柱高达10.2 cm,提示排空减慢(图10-2)。

• 高分辨率食管测压(HRIM):平均4秒LES残余压(IRP)增高为32.4 mmHg,10次吞咽失败以及全食管高压提示Ⅱ型贲门失弛缓症(芝加哥分型)(图10-3)。

有3种治疗方案可供选择:食管气囊扩张术、腹腔镜下Heller手术以及经口内镜下肌层切开术(POEM)。该例患者选择进行POEM。

手 术

患者的术前准备和手术操作准备

患者术前48小时进食流质饮食,并口服抗念珠菌药5天。

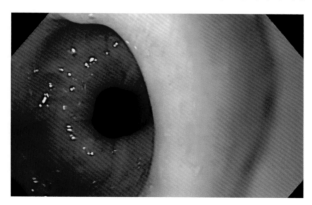

图10-1 手术前的消化道内镜图像示:明显扩张迂曲的上段食管

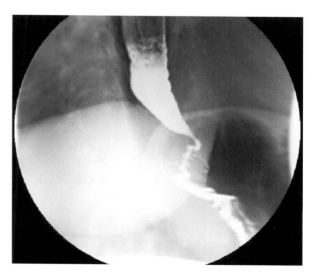

图10-2 手术前钡餐造影影像示:胃食管交界处上方钡柱持续存在,食管交界处狭窄明显

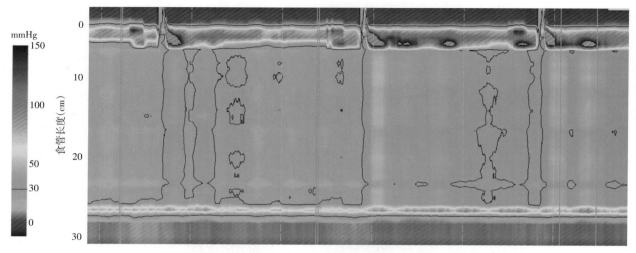

图10-3 手术前的食管压力测试示:IPR增高和食管旁高压的存在提示Ⅱ型贲门失弛缓症

患者取仰卧位,左、右手臂分别固定于两侧,腹部做好消毒铺巾以备腹部胀气时针刺排气用(图10-4)。POEM需要在患者气管插管呼吸机通气、全身麻醉以及给予肌肉松弛药的状态下进行。麻醉诱导和气管插管时需注意避免误吸。

手术步骤

步骤1 内镜下初始检查

初始内镜检查时需使用单通道、高分辨率、以二氧化碳灌注的胃镜,并关闭空气灌注。胃镜前端附加透明帽,吸净食管和胃腔内潴留的液体和食物残渣。仔细检查有无真菌性食管炎表现,并测量门齿到鳞—柱状上皮交界处的距离(图10-5)。

步骤2 黏膜切开进入黏膜下间隙

在距离胃食管交界处上方12 cm处,于1点钟位置向食管黏膜下注射由靛胭脂(0.2 mg/ml)、肾上腺素(5 μg/ml)和生理盐水组成的混合液(图10-6),使得黏膜抬高似鼓起的水疱。以内镜电钩在水疱上纵行切开约2 cm长的黏膜(图10-7)。清理黏膜下结缔组织后清楚暴露食管环形肌层。然后利用斜形内镜帽钝性进入黏膜下间隙。

步骤3 建立黏膜下隧道

沿食管黏膜下层,边黏膜下注射不含肾上腺

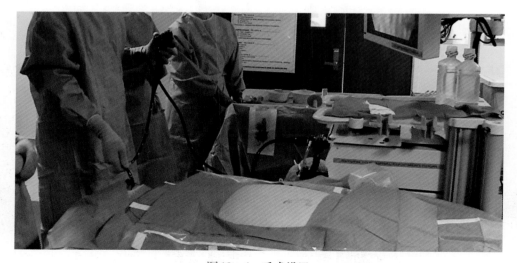

图10-4 手术设置

素的靛胭脂和生理盐水混合液,边用内镜电钩分离(图10-8)的方法来建立黏膜下隧道(图10-9)。定期观察注射后的液面情况来判断黏膜下隧道的走行方向。建立黏膜下隧道直至EGJ下方3 cm处。对EGJ的判断可根据进镜深度、黏膜下隧道缩窄情况、贲门处黏膜下出现栅栏状粗大平行血管斜形异常肌束(图10-10)来判断。建立黏膜下隧道的操作过程中需要将患者的收缩压控制在120 mmHg以下,从而避免出血。在完成黏膜下隧道的建立后(图10-11),在隧道内可以由食管侧观察到胃侧,亦可以在胃内翻转内镜通过泛白的胃食管黏膜来观察黏膜下隧道(图10-12)。

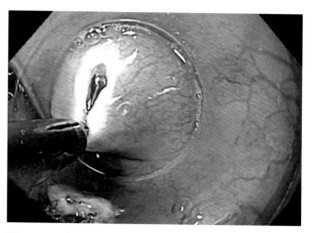

图10-7 在黏膜下注射后形成的水疱以电钩做纵向黏膜切开

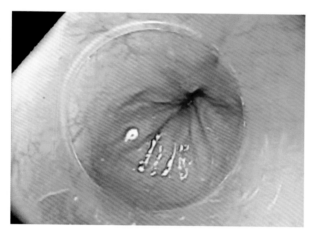

图10-5 初次胃镜检查提示胃食管交界处狭窄。内镜头部装置斜行的透明帽,并以此观察鳞状、柱状交界黏膜位置

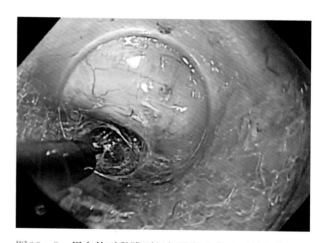

图10-8 用电钩对黏膜下组织进行分离后可见食管环形肌层

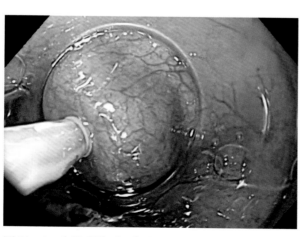

图10-6 食管黏膜下注射由靛胭脂、肾上腺素和生理盐水组成的混合液

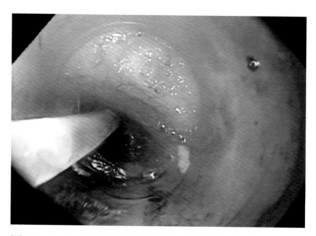

图10-9 在建立黏膜下隧道时,用靛胭脂和生理盐水组成的混合液进行水分离

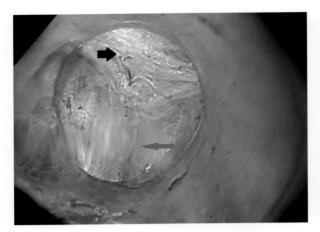

图10-10　接近EGJ处时黏膜下隧道的表现：红色箭头所示为栅栏样平行血管，黑色箭头所示为斜行的肌纤维束

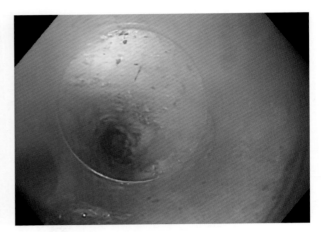

图10-11　完成后的黏膜下隧道内部观

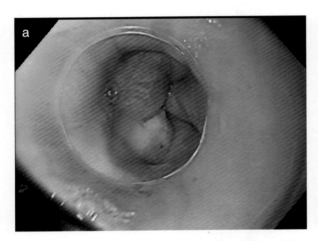

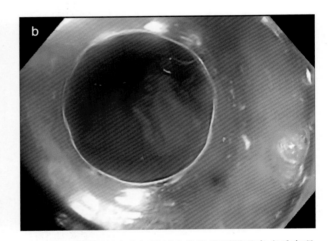

图10-12　a. 黏膜下隧道延展到达胃部后黏膜泛白表现。b. 翻转内镜后由胃侧观察贲门处泛白的黏膜下隧道完成后表现

步骤4　切开肌层

从EGJ上方6 cm处开始以电钩切开并分离环形肌束，直至隧道末端（图10-13）。切开过程中需仔细保护黏膜（图10-14）。纵行肌束无需分开。肌层切开后需从黏膜隧道中撤出内镜，转换观察视角进入胃腔来观察EGJ的通畅度。

步骤5　关闭黏膜层切口

最后进入杆菌肽溶液灌注冲洗后的黏膜下隧道内进行检查。然后退出隧道后进入食管腔内检查，并以7枚金属夹对缝黏膜层切口（图10-15、图10-16）。使用气腹针对气腹患者进行排气。撤镜前插入胃管并将胃内气体吸尽。

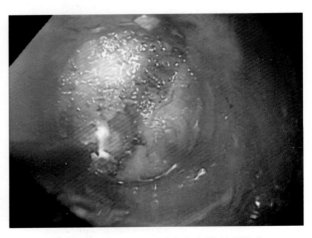

图10-13　以电钩切开分离食管环形肌束

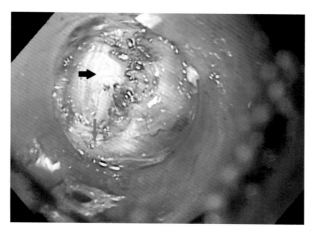

图 10-14　肌层切开。黑色箭头所示为食管纵行肌肌纤维,红色箭头所示为切开的食管环形肌

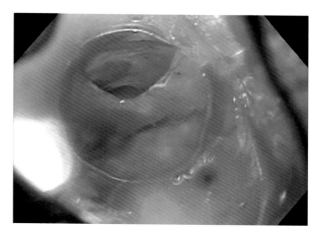

图 10-15　未行夹闭前的食管黏膜切口

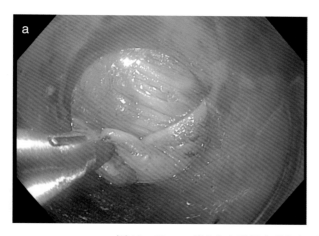

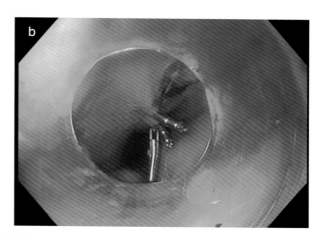

图 10-16　a. 第 1 个夹子用来关闭切开的黏膜层。b. 持续用金属夹夹闭黏膜层

相关疑难问题的解决策略

POEM 是一种安全的治疗贲门失弛缓症的外科技术,但它要求高超的内镜和外科技术。初次胃镜检查时,食管胃腔内大量的潴留食物常给内镜操作带来极大的困扰。目前,在术前给予患者48 小时的清流质饮食可以避免这种情况发生。在严重的食管腔潴留患者中,在手术前常需要进行清洁灌注和吸引。

念珠菌性食管炎常多发于贲门失弛缓症患者中,因此术前治疗准备中可使用抗真菌药剂(制霉菌素或氟康唑)。

食管肌环形增厚、“S”形食管、严重的食管扩张都会增加 POEM 手术的难度。有这些情况的患者在决定接受 POEM 手术前应当慎重征询手术医师的意见。

在纵向切开黏膜后,内镜缓慢进入黏膜下间隙。对于Ⅲ型贲门失弛缓症、Jackhammer 食管以及食管痉挛的贲门失弛缓症患者而言,这一步骤具有技术上的挑战性。

此外,因为黏膜下隧道血供丰富,接近 EGJ 时可能发生黏膜下隧道出血。止血可通过直接使用止血钳(远离黏膜),或者直接使用内镜从食管腔内压迫黏膜下隧道来完成。进行该步骤操作时患者收缩压宜控制在120 mmHg以下。

黏膜损伤可在最初的内镜检查时或建立黏膜下隧道时发生,但多可通过金属夹夹闭修复。具体修复操作需根据黏膜损伤的不同程度和位置来进行,可以间接或者连续地用金属夹来夹闭,也可以在损伤处前方位置以外的方向来操作上夹。

近来,痉挛性贲门失弛缓症的推荐做法是在整个痉挛节段进行扩大性肌层切开。在这些患者中,黏膜下隧道建立和贲门肌层切开需更接近食管本体。

纵向分离纵行肌纤维不一定可行。在POEM中,有限范围的全层贲门肌切开术是可接受的。

对于腹部胀气患者可进行气腹针穿刺排气减压。鉴于二氧化碳气体能轻易地为组织所吸收,故而腹部胀气可视作常见的操作后表现,而不必视为术后并发症。

最后,黏膜过多和黏膜内折会增加金属夹关闭黏膜的难度。通过使用不同类型的金属夹可以降低这一操作步骤的困难度。

术后护理

术后患者拔除插管后转入麻醉苏醒室进行观察,而后住院并禁食1晚。期间患者常规接受静脉使用止吐药、止痛药,必要时使用镇静药。

术后第1天上午拍摄常规食管造影,以排除食管瘘(目前已被我院淘汰)。患者开始进食清质流质,进而食用全营养流质。在术后第1天下午患者出院,继续抑酸治疗。流质饮食需持续2周,之后可添加软质普食。

患者手术后2周症状得到明显改善,开始正常饮食,并有计划地进行长期的随访研究。

9个月后,患者主诉出现抑酸药物引起的轻微胃灼热不适。胃镜检查提示A级反流性食管炎(洛杉矶分级)。高分辨率食管测压(HRIM)提示IRP为11 mmHg,并未见全食管高压表现。在接受POEM手术后18个月,患者的Eckardt评分从术前的5分降到0分。

·参·考·文·献·

[1] Blatnik JA, Ponsky JL. Advances in the treatment of achalasia. Curr Treat Options Gastroenterol. 2014;12:49-58.

[2] Bredenoord AJ, Fox M, Kahrilas PJ, et al. Chicago classification criteria of esophageal motility disorders defined in high resolution esophageal pressure topography. Neurogastroenterol Motil. 2012;24 Suppl 1:57-65.

[3] Eleftheriadis N, Inous H, Ikeda H, et al. Training in peroral endoscopic myotomy (POEM) for esophageal achalasia. Ther Clin Risk Manag. 2012;8;329-342.

[4] Hungness ES, Teitelbaum EN, Santos BF, et al. Comparison of perioperative outcomes between peroral esophageal myotomy (POEM) and laparoscopic Heller myotomy. J Gastrointest Surg. 2013;17;228-235.

[5] Inoue H, Minami H, Kobayashi Y, et al. Peroral endoscopic myotomy (POEM) for esophageal achalasia. Endoscopy. 2010;42;265-271.

[6] Inoue E, Tianle KM, Ikeda H, et al. Peroral endoscopic myotomy for esophageal achalasia: technique, indication, and outcomes. Thorac Surg Clin. 2011;21;519-525.

[7] Kurian AA, Dunst CM, Sharata A, et al. Peroral endoscopic esophageal myotomy: defining the learning curve. Gastrointest Endosc. 2013;77;719-725.

[8] NOSCAR POEM White Paper Committee, Stavropoulos SN, Desilets DJ, et al. Per-oral endoscopic myotomy white paper summary. Gastrointest Endosc. 2014;80;1-15.

[9] Ren Z, Zhong Y, Zhou P, et al. Perioperative management and treatment for complications during and after peroral endoscopic myotomy (POEM) for esophageal achalasia (EA) (data from 119 cases). Surg Endosc. 2012;26;3267-3272.

[10] Roman S, Gyawali CP, Xiao Y, et al. The Chicago Classifi cation of motility disorders: an update. Gastrointest Endosc Clin N Am. 2014;24;545-561.

[11] Sharata AM, Dunst CM, Pescarus R, et al. Peroral en-

doscopic myotomy (POEM) for esophageal primary motility disorders: analysis of 100 consecutive patients. J Gastrointest Surg. 2015;19:161-170.

[12] Swanström LL, Rieder E, Dunst CM. A stepwise approach and early clinical experience in peroral endoscopic myotomy for the treatment of achalasia and esophageal motility disorders. J Am Coll Surg. 2011;213:751-756.

[13] Teitelbaum EN, Rajeswaran S, Zhang R, et al. Peroral esophageal myotomy (POEM) and laparoscopic Heller myotomy produce a similar short- term anatomic and functional effect. Surgery. 2013;154:885-891;discussion 891-892.

[14] Teitelbaum EN, Soper NJ, Arafat FO, et al. Analysis of a learning curve and predictors of intraoperative difficulty for peroral esophageal myotomy (POEM). J Gastrointest Surg. 2014a;18:92-98;discussion 98-99.

[15] Teitelbaum EN, Soper NJ, Santos BF, et al. Symptomatic and physiologic outcomes one year after peroral esophageal myotomy (POEM) for treatment of achalasia. Surg Endosc. 2014b;28:3359-3365.

[16] Verlaan T, Rohof WO, Bredenoord AJ, et al. Effect of peroral endoscopic myotomy on esophagogastric junction physiology in patients with achalasia. Gastrointest Endosc. 2013;78:39-44.

第11章
咽食管憩室的手术治疗
Operations for Zenker's Diverticulum

Vishnu R. Kannabiran, John Gooey, P. Marco Fisichella
张晓彬　叶　波　译

咽食管憩室(Zenker憩室)是一种假性憩室,系食管联结区的黏膜和黏膜下层在Killian三角区膨出而成的。此三角区位于喉咽部,两边为咽下缩肌,底为环咽肌(图11-1)。咽食管憩室被认为是由于咽后壁肌肉缺陷而受压的膨出型憩室。内镜技术的出现极大地丰富了咽食管憩室的治疗方式。尽管其治疗方式已经逐渐转为内镜修补或激光手术等微创治疗,但是传统的颈部入路手术方式仍然是备用的选择。本章将介绍针对不同的咽食管憩室患者进行的开放手术和内镜微创治疗。

临床病史1

55岁女性患者,2年前出现硬性食物进行性吞咽困难。患者诉有时自觉食物卡在颈部食管。无吞咽痛和发声困难,但夜间有黏液从气管被咳出。患者丈夫诉患者有口臭情况。食管钡餐造影检查发现5 cm大小咽食管憩室。患者其他生命体征正常。

临床病史2

92岁男性患者,2年前出现硬性食物进行性吞咽困难。患者诉有时自觉食物卡在颈部食管。无吞咽痛和发声困难,但因慢性疾病多次住院。患者口臭情况非常严重。食管钡餐造影检查发现5 cm大小咽食管憩室。既往有4支冠状动脉做过冠状动脉旁路移植术。现患者维持13%射血分数,休息时需3 L/min氧流量,轻微活动时需6 L/min氧流量。

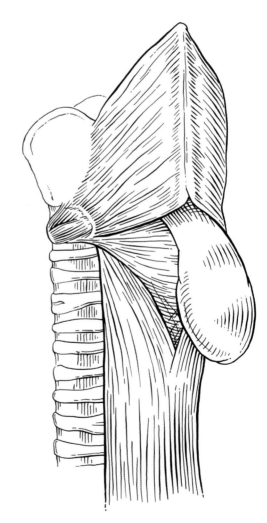

图11-1　咽食管憩室,位于咽下缩肌和环咽肌间的食管联结区

术前特殊检查和手术方式的选择

食管钡餐造影检查是首选的检查方式。食管钡餐造影检查不仅可以发现咽食管憩室（图11-2），而且可以与食管镜比较，钡餐造影检查更能准确测量出膈膜顶部和憩室底部之间的距离。因此，所有患者都应行食管钡餐造影检查以便选择最合适的治疗方式。

对于受到胃食管反流病症状（如胃灼热和反流等）困扰的患者，需要行食管功能测试以检查反流的情况（为避免在检查时造成憩室穿孔，需要在X线透视下插入导管）。对于这类患者，在行Zenker憩室治疗之前，我们习惯于先行腹腔镜下胃底折叠抗反流术，以预防反流、误吸等严重情况的发生。反流、误吸的情况多发生于上段食管括约肌离断后（即环咽肌切断后），这是正常人体抗反流的最后一道屏障。

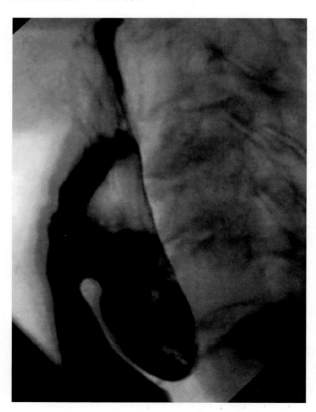

图11-2　食管钡餐造影检查发现咽食管憩室

患者的组织结构解剖学特点、手术风险和憩室大小是决定手术方式（内镜微创或者经颈入路开放手术）的关键因素。内镜微创治疗咽食管憩室需要充分暴露患者解剖结构。颈部较短、舌骨颏间距离太短以及BMI过高往往与内镜微创修补失败相关。此外，上颌牙牙关紧闭、颈椎活动受限可能也会影响术者操作复杂的Weerda憩室镜并暴露食管憩室间隔（共用间隔）。多数咽食管憩室的患者为70~80岁，并且或多或少都有一些伴随疾病，这往往增加了手术的风险。考虑到高危患者不能耐受长时间的开放手术，内镜微创修补可能是对于这一类患者有效的治疗选择。最后，憩室的大小也会影响治疗方式的选择。具体来说，咽食管憩室中憩室间隔顶部与憩室底部的距离小于3 cm时，使用内镜修补缝合的方式就不合适。这主要是因为内镜吻合器的远端有1.5 cm的非切割部，这时使用装网法并不能获得完全的修复和肌层切开，但是内镜下用激光肌肉切开术却依然可行。

手术治疗

手术计划

手术室内，将患者按照反Trendelenburg（20°）体位安放。当计划实施内镜治疗时，通过肩背部垫枕带使颈部伸长暴露以利于食管镜的插入。当计划实施经颈开放手术时，将患者头部转到憩室所在位置的相对一侧以便利于暴露患者颈部。在行食管手术前，给予患者抗生素处理。然后，用牙套或者湿纱布保护上颌牙槽。用硬性或者软性食管镜以确定憩室袋的位置（通常为左侧），再在食管腔内放置导丝（Savary食管扩张器附带的导丝）。导丝可以帮助内镜治疗和经颈开放手术条件下将憩室镜顺利安放。

当计划实施经颈开放手术时，为确保准确分辨食管以及保证在切除憩室时不缩小食管腔，推荐使用36 Fr的Savary扩张器。此外，用1/4英寸

(1英寸＝2.54 cm)的纱布条包绕憩室,在内镜辅助下插入喉钳,以帮助在手术过程中分辨憩室。在缝合憩室之前,纱布条要一直保留,并贴于患者面颊。如果憩室足够大(术前钡餐造影检查发现大于4 cm),那么需要用16 Fr导尿管的气球部(剪短尖端部)来帮助分辨憩室。

经颈开放手术

在颈部沿胸锁乳突肌边缘行皮肤切口。拉高颈阔肌下皮瓣,随后横向牵拉胸锁乳突肌,内侧牵拉带状肌群。横断肩胛舌骨肌以充分暴露手术野。结扎甲状腺中静脉,通常保留甲状腺下动脉。进一步解剖,横向牵拉颈动脉鞘,并显露食管憩室(位于椎前筋膜前内侧)。在气管食管沟内查找喉返神经,需要小心分辨其在环甲肌的走行,并予以保留。助手帮助小心牵拉气管和甲状腺以避免损伤喉返神经。利用Allis钳小心夹持憩室,将憩室颈部从邻近粘连的肌肉分开,切开直至分辨出食管黏膜下层的疝出点。环咽肌切开术时首先使用右脚钳自憩室颈下缘插入黏膜下层,始于憩室颈部前方黏膜外直角平面处。在这一点上,向下切开时,环咽肌切开术应超越环咽肌,并延伸切开到颈段食管固有肌层几毫米深处。此术式是解决咽食管憩室引起的食管运动失调的有效处理方式。如果憩室较小(小于2 cm),那么仅需行肌层切开术,但也需要向上延伸至咽下缩肌1~2 cm。相反,如果憩室大于2 cm,那么就需要行憩室切除,并缝合。

在内镜治疗和经颈开放手术中使用相同的Endopath® 35 mm ETS直线形切割闭合器(Ethicon, Somerville, NJ)。该装置(附有蓝色盒)的枪头可以帮助经颈开放手术下不充分暴露的憩室颈部得以更清晰展现。该装置非常小巧,也可以用于内镜下扩展视野手术。用此吻合器施行憩室切除术可以将切除和缝合同时进行(图11-3)。术后需要行水压测试检验其完整性。最后,在手术区域和

颈阔肌皮肤切口处放置10号Jackson-Pratt引流片。

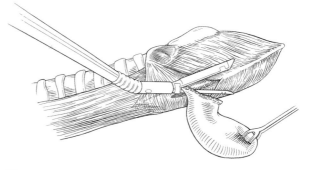

图11-3 吻合器施行憩室切除术可以在切除憩室的同时缝合憩室颈部

内镜微创治疗

首先,行硬性颈部食管镜以评估内镜进入憩室的可能性以及估计其准确位置和大小。

接下来,在保护好上颌牙龈的情况下插入Weerda憩室镜。将憩室镜脚前叶置入食管腔,后叶置入憩室(图11-4)。该憩室镜可以在保持固定角度的情况下调整两撑脚之间的角度和距离。然后加宽憩室镜角度使之与被膜长度相当,在口腔中插入0°、5 mm Hopkins®内镜(Karl Storz, Tuttingen, Germany)或者泌尿外科内镜以确定憩室位置。憩室镜利用类似Riecher-Kleinsasser喉镜支架的自固定器固定在手术台上。

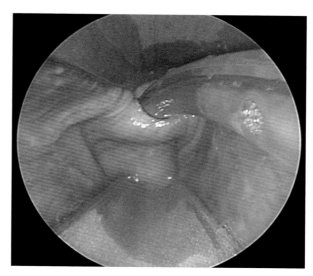

图11-4 内镜微创治疗咽食管憩室时Weerda憩室镜的位置

患者体位被固定好,憩室食管间隔也被隔离开后,使用附有蓝色盒的Endopath® 35 mm ETS直线形切割闭合器(Ethicon),将其"翻转",使得附钉子的长臂置于食管腔内,短臂置于憩室内(图11－5)。这个位置摆放可以最大限度地切开憩室食管间隔。

在内镜辅助下固定好吻合器的位置后,击发切割分离开重叠的憩室壁和环咽肌(图11－6、图11－7)。击发切开次数取决于憩室大小。环咽肌切开术的手术方式也是如此。

如果术前钡餐造影检查表明憩室袋太小,不足以容纳吻合器,那么只能用CO_2激光来分离重叠的壁层。CO_2激光具有良好的止血特性,并且对周围组织的热损伤非常小。此手术过程(或者在更困难的情况下安置吻合器)与之前描述的相同。然后运用Endo Stitch™内镜手术吻合器(Covidien,Minneapolis,MN)在切开的壁层留置2条2－0丝线缝合,这样就可以在用激光行憩室切除术时横向牵拉重叠的壁层。将CO_2激光显微操作器的参数设为400 mm,5～10 W,用OPMI® Sensera手术显微镜(Carl Zeiss, Jena, Germany)进行操作。

术后护理

术后第2天给予患者钡剂或者水溶剂(如泛影葡胺)行食管对比造影检查,以排除吻合口瘘的发生。嘱患者正常饮食。如果留置了对流管,那么应在出院前——术后24～48小时内拔除。

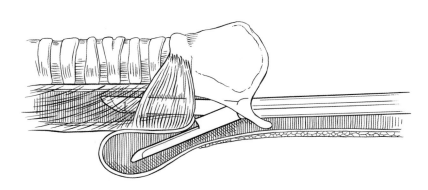

图11－5　Endopath® 35mm ETS直线形切割闭合器(Ethicon™)使得附带钉仓盒的长臂置于食管腔内,短臂置于憩室内

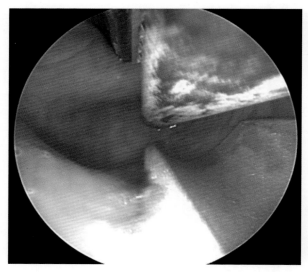

图11－6　内镜微创治疗咽食管憩室时吻合器的位置

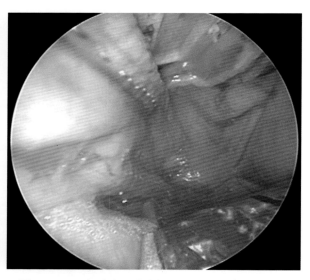

图11－7　切割吻合器击发后切割分离憩室食管间隔

·参·考·文·献·

［1］ Bloom JD, Bleier BS, Mirza N, et al. Factors predicting endoscopic exposure of Zenker's diverticulum. Ann Otol Rhinol Laryngol. 2010;119:736-741.

［2］ Crescenzo DG, Trastek VF, Allen MS, et al. Zenker's diverticulum in the elderly: is operation justified? Ann Thorac Surg. 1998;66:347-350.

［3］ Dzeletovic I, Ekbom DC, Baron TH. Flexible endoscopic and surgical management of Zenker's diverticulum. Expert Rev Gastroenterol Hepatol. 2012;6:449-465; quiz 466.

［4］ Giuli R, Estenne B, Richard CA, et al. Esophageal diverticula. Apropos of 221 cases [in French]. Ann Chir. 1974;28:435-443.

［5］ Lerut T, Van Raemdonck D, Guelinckx P, et al. Pharyngo-oesophageal diverticulum (Zenker's). Clinical, therapeutic and morphological aspects. Acta Gastroenterol Belg. 1990;53:330-337.

［6］ Onwugbufor MT, Obirieze AC, Ortega G, et al. Surgical management of esophageal diverticulum: a review of the Nationwide Inpatient Sample database. J Surg Res. 2013;184:120-125.

［7］ Pomerri F, Costantini M, Dal Bosco C, et al. Comparison of preoperative and surgical measurements of Zenker's diverticulum. Surg Endosc. 2012;26:2010-2015.

［8］ Rizzetto C, Zaninotto G, Costantini M, et al. Zenker's diverticula: feasibility of a tailored approach based on diverticulum size. J Gastrointest Surg. 2008;12:2057-2064; discussion 2064-2065.

［9］ Yan Y, Olszewski AE, Hoffman MR, et al. Use of lasers in laryngeal surgery. J Voice. 2010;24:102-109.

第12章
腹腔镜切除膈上食管憩室
Laparoscopic Treatment of Epiphrenic Diverticula

P. Marco Fisichella, Anahita Jalilvand
叶 波 张晓彬 译

腹腔镜切除已经取代传统左胸途径切除成为目前膈上食管憩室的标准术式。与传统左胸途径和经胸腔镜切除比较，经腹腔镜切除存在以下几点优势：贲门肌层切开术可以扩展到远端胃和对侧憩室缝线处；可完成局部胃底折叠术以防止胃食管反流，覆盖贲门肌层切开部分；免除术后留置胸导管给患者带来的不适。本章介绍术前准备工作和手术技术的选择。

临床病史

73岁女性患者，进行性吞咽困难和餐后食物反流5年。检查诊断为贲门失弛缓症：

- 食管钡餐造影检查：远端食管狭窄，平静呼吸下缓慢排空钡剂入胃，测得膈上食管憩室大小为5 cm×6 cm（图12-1）。
- 内镜检查：远端食管狭窄不是由消化性溃疡或肿瘤引起；定位憩室颈部。
- 食管测压：贲门失弛缓症。食管下括约肌静息压正常，吞咽时不能松弛（图12-1）。

手 术

患者体位

患者取仰卧位，用沙包固定。气动式弹力袜用来预防深静脉血栓，切开皮肤前予抗生素。采

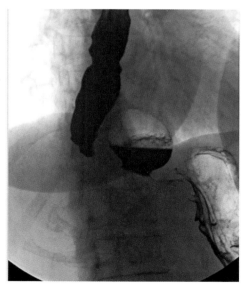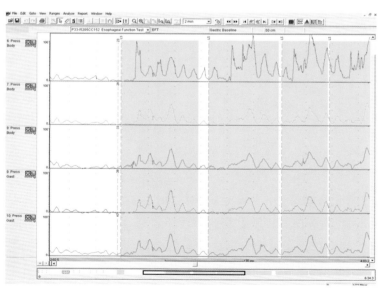

图12-1 左侧图，食管钡餐造影影像：远端食管狭窄，平静呼吸下缓慢排空钡剂入胃，测得膈上食管憩室大小为5 cm×6 cm。右侧图，食管测压示贲门失弛缓症。食管下括约肌静息压正常，吞咽时不能松弛

用快通道的麻醉诱导方式,以避免憩室或有潜在动力障碍的扩张食管的内容物反流引起误吸。然后插入 Foley 导尿管,固定下肢,沙包固定患者为反 Trendelenburg 位。最后,腹部消毒、铺无菌巾。

腹腔镜开口位置和器械

在肚脐上方约 1 英寸(1 英寸＝2.54 cm)处开一 1 cm 正中横切口(图 12 − 2)。用 Kocher 钳夹持筋膜,用 15 号刀片做一切口;插入气腹针,并做漏水试验检查气腹建立是否成功;注入气体使腹压升至 14 mmHg。在 0°、10 mm 腹腔镜直视下,将 11 mm trocar 插入腹腔内。然后再放入其他 3 个 trocar。直径为 11 mm 的切口 B 和 C 用来操作抓取器、腹腔镜 LigaSure™ 血管闭合切断系统(Covidien, Minneapolis, MN)以及吻合器械;直径为 12 mm 的切口 D 用来安置腹腔镜无创 Allis 钳、血管闭合器[离断胃短动(静)脉]以及插入腹腔镜吻合器。最后,在剑突左侧开一 5 mm 切口,用来插入 Nathanson 牵引器,以牵拉肝脏,使肝左叶回缩并暴露膈肌裂孔和胃食管交界处。最终在手术台固定 Nathanson 牵引器。更换腹腔镜,从 0°转为 30°～45°镜(全程操作时腹腔镜的角度)。由于透镜倾斜,此时腹腔镜可提供较佳的视野效果,尤其是在牵引憩室颈部黏膜时,更方便术者操作。

手术步骤

步骤 1　游离食管

当腹腔镜打孔处理完毕后,将患者固定为反 Trendelenburg 位。在胃食管交界处前方,应用腹腔镜 Allis 钳牵拉暴露并开始手术。用 Ligasure™ 分离肝胃韧带,并用 Allis 钳夹持辅助暴露,直至分辨出右膈肌脚。从右膈肌脚顶部分离膈食管韧带,并分辨迷走神经前干。然后将食管从膈肌脚解剖分离,以方便进入后纵隔。分辨迷走神经后支和左膈肌脚,并建立食管后"窗口"。在食管周围套带牵拉,前、后迷走神经与食管一同环绕于套

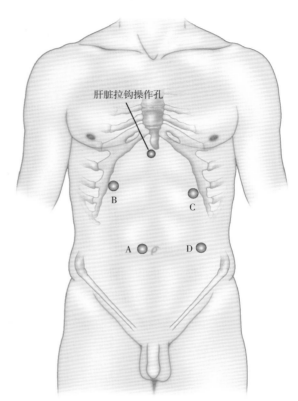

图 12 − 2　腹腔镜治疗膈上食管憩室时腹腔镜打孔位置;开口 A 必须位于肚脐上方中线处

带之内,这是为了向远端牵拉食管,并使憩室降低至腹腔内。

步骤 2　暴露憩室颈部

继续解剖后纵隔,并确定憩室位置。分辨食管憩室后,将其与胸膜和食管壁钝性分离,直至憩室颈部被分离以方便吻合器顺利操作憩室。直到憩室颈部头侧大部分获得暴露后,此阶段工作才算完成(图 12 − 3)。偶尔情况下,膈肌前缘需要被部分切开,以便于暴露大的食管憩室。

步骤 3　支撑食管

在直视下,小心经口放置锥形扩张探条(54～58 F)以扩张食管腔,以免在切割吻合器切除憩室时切除过多的黏膜和黏膜下层,并造成狭窄。为避免探条误入憩室,可以在插入时用抓钳小心夹闭憩室颈部。

步骤 4　缝合憩室

一旦探条放置完毕,用带 2.5 mm 钉仓的腹腔

镜下切割缝合闭合器沿食管纵轴缝合憩室颈部（图12-4）。在吻合器击发前，撤回探条，以免缝合后再撤出探条损伤黏膜层和黏膜下层。探条一旦取出，就不在术中使用了。

步骤5 闭合食管

切割线两侧的食管肌层使用2-0丝线间断缝合几针，包埋切割器切缘，打结在腹腔内完成（图12-5）。牵引带和切除的憩室放入标本回收袋中由切口取出。

步骤6 贲门肌层切开术

必须在缝合后的憩室对侧行贲门肌层切开术。切口在食管上向头侧延伸7cm，向下至胃前壁约3cm（胃左动脉第一分支处）（图12-6）。贲门肌层切开术必须从胃食管交界处上方开始切

开，然后向远端延伸至胃部，外科技术包括腔镜下Maryland钳的钝性分离和Ligasure™的环形肌束切断。腹内置塑料尺可以帮助此术式测量合适的切开长度。手术过程中，应保留迷走神经前干，手术是在其下方延伸到胃前壁的。

步骤7 闭合裂孔

贲门肌层切开术完成后，裂孔需用0号线间断缝合，腹腔内打结。以腹腔镜Allis钳小心地横向牵引胃来辅助此操作。闭合裂孔的操作过程中，需要避免发生医源性食管狭窄和术后吞咽困难。为避免以上并发症（甚至是因流出道梗阻导致的吻合口瘘这样更危险的情况）的发生，最上面1针应距食管后壁1cm左右。如果膈肌前部为获得更好纵隔显露被切开过，则应使用0号丝线间

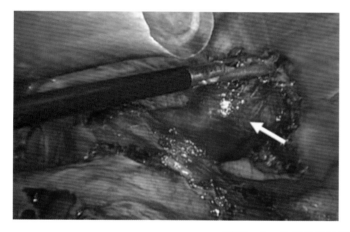

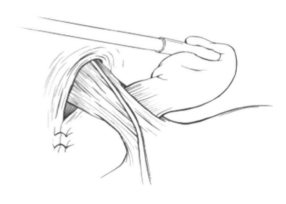

图12-3 分辨并切除憩室（箭头所指）

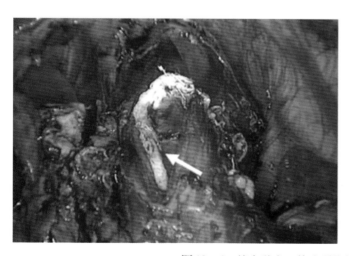

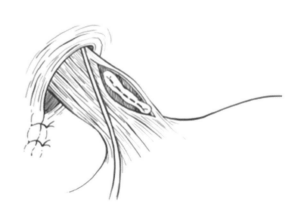

图12-4 缝合憩室。箭头所指显示食管黏膜下层缝线

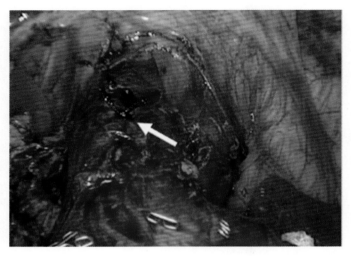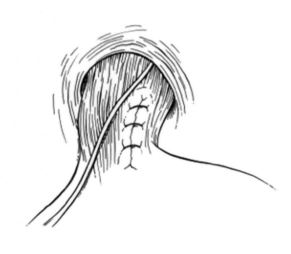

图 12-5　间断缝合食管（箭头所指）

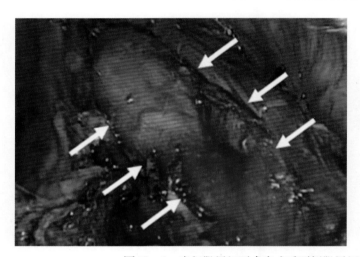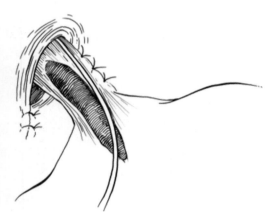

图 12-6　贲门肌层切开术完成后两侧肌层切缘间暴露的黏膜下层（箭头所指）

断缝合关闭。

步骤 8　*部分胃底折叠术*

这一步骤包括 Ligasure™分离胃短动（静）脉和 Dor 胃底折叠术。Dor 胃底折叠术通常沿胃底横向缝合到左膈肌脚顶部和贲门肌层切开术的左侧切口边缘。胃部在食管肌层切开处折叠覆盖。最后，沿膈裂孔和肌层切开术的右侧切口边缘缝合、固定胃底部（图 12-7）。在这一步骤中需要行 2-0 丝线间断缝合，体内结扎。

手术完成前，在直视下移除 Nathanson 牵引器和所有的 trocar。12 mm 切口用 2-0 可吸收丝线行 8 字缝合。在拔除气管插管前，移除导尿管。

术后护理

所有患者均在院内留观，并在术后第 1 天行泛影葡胺和钡餐造影检查排除瘘后进软食。然后，嘱患者出院，并继续行软质饮食。1 周后门诊复查，恢复良好者，可行普通饮食。

疑难解答

此术式很少放置经口胃管。麻醉诱导后盲目插管可能导致误入憩室和穿孔。此外，快速插管

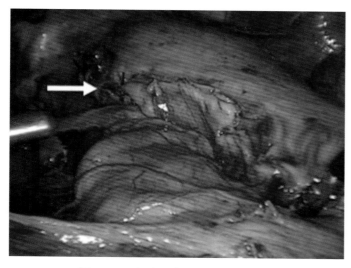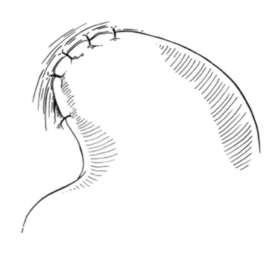

图12-7　部分胃底折叠术。沿膈裂孔和肌层切开术的右侧切口边缘缝合胃底部(箭头所指)

可以避免胃过度膨胀。但其实胃扩张很少出现，尤其是伴有贲门失弛缓症的患者，无法松弛的食管下括约肌可以有效防止胃扩张。尽管如此，为进一步避免胃过度膨胀的发生，所有伴有贲门失弛缓症的患者都要在术前1周保持清淡流质饮食；术前，在扩张的食管（钡餐造影检查见横径＞6 cm）内小心放置胃食管导管，用来吸净长期未被消化的食物和唾液分泌物。偶发情况下，需要在极度膨胀的胃内放置胃管以减压，但用毕应迅速移除，患者离开手术室时不应有胃管存在。

很少用到内镜以检查贲门肌层切开术的充分性和憩室颈部缝线的完整性。但是当怀疑出现黏膜穿孔这样的危险情况时，通常需要内镜的辅助。在这样的情况下，需要用生理盐水灌注黏膜层。发现的穿孔通常都为几毫米大小，需要立即用2-0可吸收丝线间断缝合，并在体内结扎。Dor胃底折叠术可以充分覆盖修复的穿孔。

·参·考·文·献·

[1] Del Genio A, Rossetti G, Maffettone V, et al. Laparoscopic approach in the treatment of epiphrenic diverticula: long-term results. Surg Endosc. 2004; 18: 741-745.

[2] Fernando HC, Luketich JD, Samphire J, et al. Minimally invasive operation for esophageal diverticula. Ann Thorac Surg. 2005; 80: 2076-2080.

[3] Fisichella PM. Laparoscopic repair of epiphrenic diverticulum. Semin Thorac Cardiovasc Surg. 2012; 24: 223-228.

[4] Matthews BD, Nelms CD, Lohr CE, et al. Minimally invasive management of epiphrenic esophageal diverticula. Am Surg. 2003; 69: 465-470.

[5] Melman L, Quinlan J, Robertson B, et al. Esophageal manometric characteristics and outcomes for laparoscopic esophageal diverticulectomy, myotomy, and partial fundoplication for epiphrenic diverticula. Surg Endosc. 2009; 23: 1337-1341.

[6] Nehra D, Lord RV, DeMeester TR, et al. Physiologic basis for the treatment of epiphrenic diverticulum. Ann Surg. 2002; 235: 346-354.

[7] Rosati R, Fumagalli U, Elmore U, et al. Long-term results of minimally invasive surgery for symptomatic epiphrenic diverticulum. Am J Surg. 2011; 201: 132-135.

[8] Soares RV, Montenovo M, Pellegrini CA, et al. Laparoscopy as the initial approach for epiphrenic diverticula. Surg Endosc. 2011; 25: 3740-3746.

[9] Tedesco P, Fisichella PM, Way LW, et al. Cause and treatment of epiphrenic diverticula. Am J Surg. 2005; 190: 902-905.

[10] Zaninotto G, Parise P, Salvador R, et al. Laparoscopic repair of epiphrenic diverticulum. Semin Thorac Cardiovasc Surg. 2012; 24: 218-222.

第13章
食管平滑肌瘤的腹腔镜手术治疗
Laparoscopic Operations for Esophageal Leiomyoma

Bernardo Borraez, Marco G. Patti
刘大海 译

本章主要讲述了腹腔镜下食管平滑肌瘤切除术的术前准备及手术方式。

临床病史

患者中年女性,38岁,自述进行性吞咽困难6个月。食管镜示食管下段黏膜下肿块,其表面黏膜正常。超声内镜确诊了肿块位于食管下段,并在胃近端小弯侧发现了相似的肿块。CT检查证实了上述发现。

拟对该患者行腹腔镜下胃、食管肿瘤切除术。术前检查不能确诊这2个部位的肿块是2种独立的肿瘤还是同一肿瘤。

手 术

患者体位

患者取仰卧位,身下垫充气垫(充气后预防患者在反Trendelenburg位时滑落)。双腿置于腿架上,双膝弯曲成20°～30°。术者站于患者两腿之间,2名助手分别站在手术台的两侧(图13-1)。

腹腔镜打孔位置和器械

术中使用5个trocar(图13-2):

• Trocar 1:位于腹部正中剑突下14 cm(或者肚脐偏左1～2 cm),用于放置30°镜。

• Trocar 2:位于左锁骨中线与trocar 1同一水平位置,用于放置Babcock抓钳,牵引食管套带,或者用于游离胃短血管的器械出入。

• Trocar 3:位于右锁骨中线与trocar 1同一水平位置,用于放置肝脏拉钩。

• Trocar 4和5:位于左、右肋弓下,用于放置缝合和游离器械。

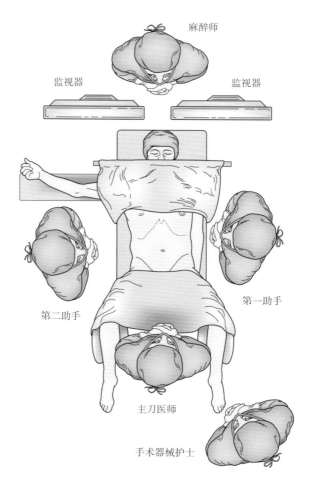

图13-1 手术室站位示意图

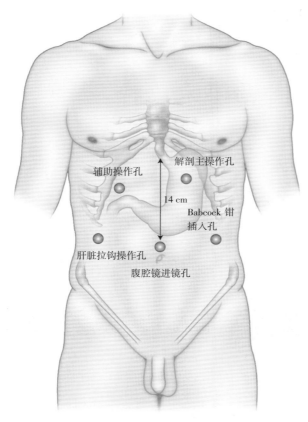

图13-2　5个trocar的位置和功能

手术步骤

步骤1　游离肝胃韧带、腹膜和膈食管膜

在肝脏尾叶上方游离肝胃韧带(图13-3、图13-4)。用电钩切断食管上方的腹膜及膈食管

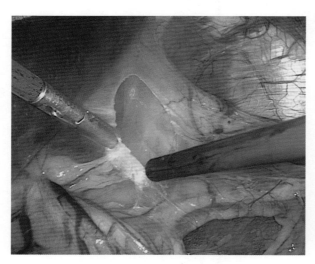

图13-3　电钩游离肝胃韧带

膜,确认前部的迷走神经(图13-5)。分离显露左膈肌脚,并朝左、右膈肌脚交汇处延伸(图13-6)。

步骤2　胃部分的游离

确认胃部的肿瘤位置后(图13-7、图13-8),用双极器械切断胃短动脉(图13-9、图13-10)。

用电钩和超声刀结合分离肿瘤(图13-11~图13-20)。可以通过肿瘤表面的"珍珠贝"样外观来确认肿瘤位置。应特别注意避免对黏膜的热损伤及牵拉伤。

步骤3　食管部分的游离

采用钝性分离、电凝钩及双极设备相结合的方式,仔细将食管黏膜和肿瘤游离开(图13-21~图13-30)。

仔细探查食管黏膜(图13-31、图13-32)。将胃管置于最靠近膈肌的位置,然后注入亚甲蓝,来排除食管黏膜破损。

步骤4　行Dor胃底折叠术

肿瘤切除后,患者的食管肌层的边缘会离得

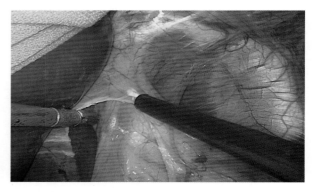

图13-4　游离肝胃韧带,向上至右侧膈肌脚

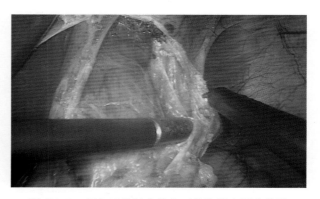

图13-5　用电刀横断食管上面的腹膜和膈食管膜

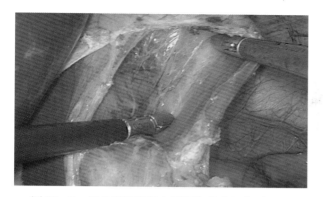

图13-6　将左膈肌脚朝右膈肌脚结合处向下切开

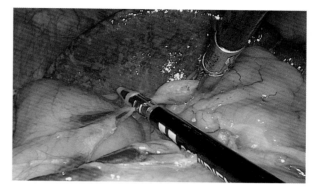

图13-10　向两侧保持张力牵拉、游离胃短血管

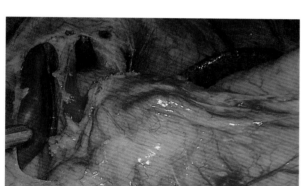

图13-7　确认胃部肿瘤

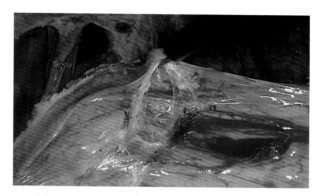

图13-11　游离胃部分肿瘤,切开肿瘤表面浆膜

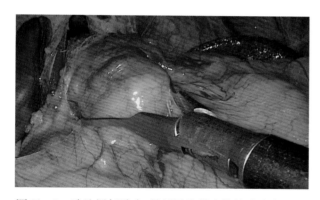

图13-8　确认胃部肿瘤,并用胃壁钳夹持估计肿瘤大小

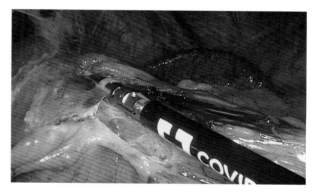

图13-12　游离胃部分肿瘤,钝性加锐性分离

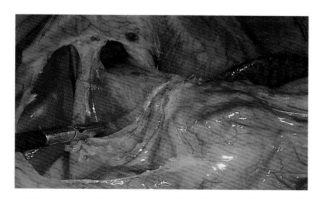

图13-9　于胃网膜左、右动脉交界处向上游离胃短血管

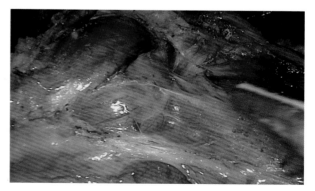

图13-13　游离胃部分肿瘤,显露肿瘤

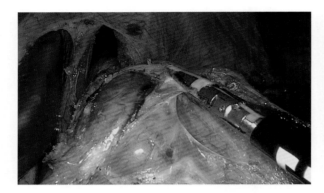

图13-14　游离胃部分肿瘤,超声刀切割

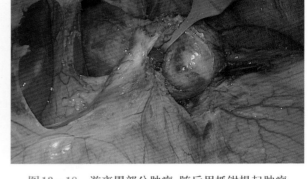

图13-18　游离胃部分肿瘤,随后用抓钳提起肿瘤

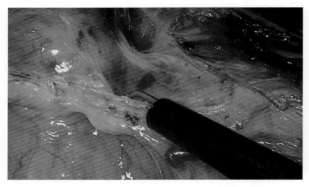

图13-15　游离胃部分肿瘤,电钩分离

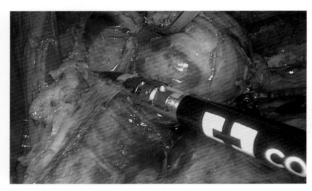

图13-19　游离胃部分肿瘤,离断肿瘤后壁粘连组织

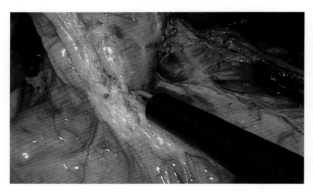

图13-16　游离胃部分肿瘤,电钩剥离肿瘤表面胃浆膜层

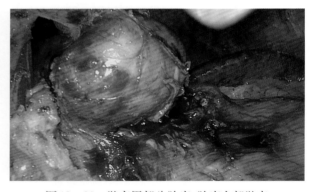

图13-20　游离胃部分肿瘤,肿瘤大部游离

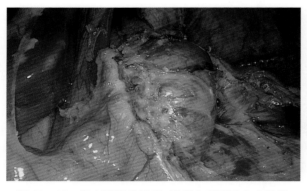

图13-17　游离胃部分肿瘤,肿瘤上表面已完全显露

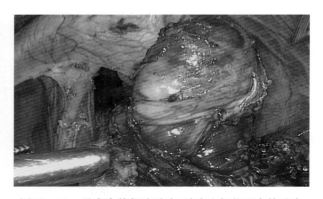

图13-21　游离食管部分肿瘤,肿瘤上极位于食管壁内

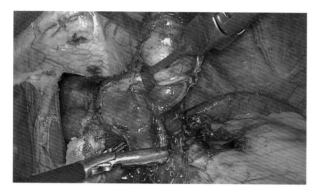

图13-22 游离食管部分肿瘤,进一步上提肿瘤

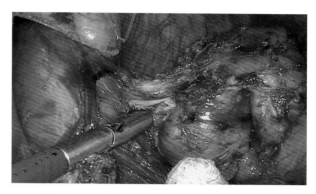

图13-26 游离食管部分肿瘤,显露肿瘤蒂部

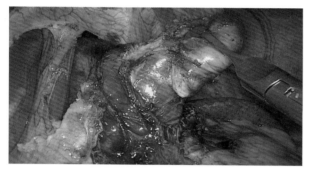

图13-23 游离食管部分肿瘤,反向牵拉食管,辅助暴露

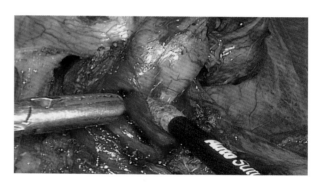

图13-27 游离食管部分肿瘤,继续分离

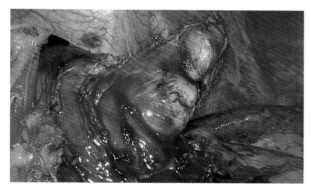

图13-24 游离食管部分肿瘤,可见生姜样肿瘤

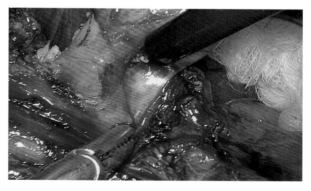

图13-28 游离食管部分肿瘤,显露疏松周围组织

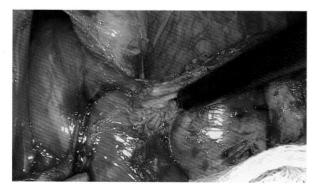

图13-25 游离食管部分肿瘤,离断肿瘤附着的肌纤维

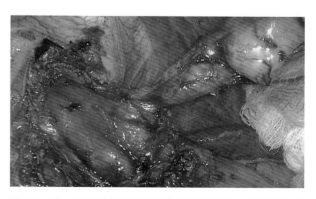

图13-29 游离食管部分肿瘤,可见仅剩一丝组织连接肿瘤与食管

较远,为了避免食管狭窄,我们不能将它们直接对合缝合。我们决定将胃底折叠后覆盖于裸露的黏膜上方,类似于我们在贲门失弛缓症中 Heller 肌层切开术后的操作。

前部胃底折叠术(Dor 折叠术)采用双行间断缝合。第 1 行缝合在左侧,用 3 根缝线。最高的第 1 针缝合在一起的组织包含胃底、左侧食管壁和左侧膈肌脚(图 13 - 33)。第 2 和第 3 针包含食管和胃壁(图 13 - 34)。第 2 行缝合在右侧,通常缝合 3 针,包含右侧膈肌脚和胃底(图 13 - 35)。最后,用 2 根或者 3 根缝线缝合胃底和食管裂孔周围的顶部(图 13 - 36)。这样,折叠的胃底就完全覆盖在裸露的食管黏膜之上了(图 13 - 37)。

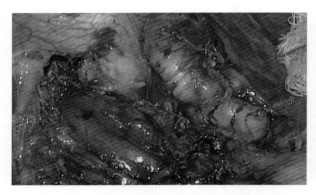

图13-30　游离食管部分肿瘤,黏膜下层完全暴露

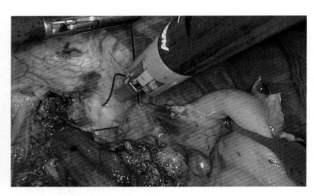

图13-33　Dor 胃底折叠术,左侧缝线,使用 Endo-Stitch 缝合

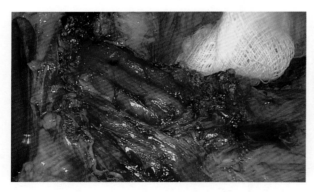

图13-31　检查食管黏膜下层

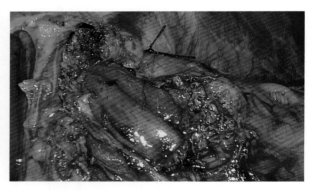

图13-34　Dor 胃底折叠术,左侧缝合后

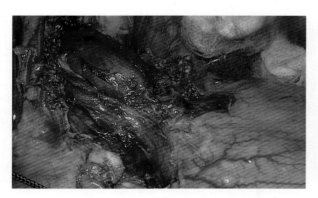

图13-32　检查食管黏膜,通过注气试验可以进一步检查黏膜完整性

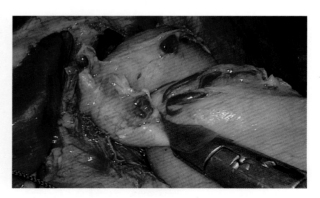

图13-35　胃底折叠术,胃底折叠并覆盖于黏膜下层

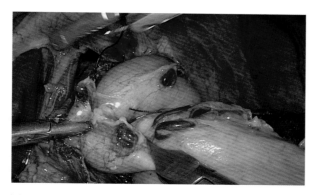

图13-36 Dor胃底折叠术,右侧缝线,将胃底固定于右侧膈肌脚

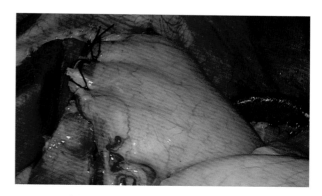

图13-37 Dor胃底折叠术,完成后

术后护理

患者在手术室中拔管后,返回病房。术后第1天的早餐进流质饮食,午餐和晚餐进半流质饮食,术后第2天的早晨出院。术后病理示平滑肌瘤。

患者术后2年恢复良好,未出现肿瘤复发、胃灼热及吞咽困难。

致谢 图片引自SPIES系统,感谢Storz公司。

·参·考·文·献·

[1] Fei BY, Yang JM, Zhao ZS. Differential clinical and pathological characteristics of esophageal stromal tumors and leiomyomata. Dis Esophagus. 2014; 27: 30-35.

[2] Gullo R, Herbella FA, Patti MG. Laparoscopic excision of esophageal leiomyoma. Updates Surg. 2012; 64: 315-318.

[3] Jiang W, Rice TW, Goldblum JR. Esophageal leiomyoma: experience from a single institution. Dis Esophagus. 2013; 26: 167-174.

[4] Li ZG, Chen HZ, Jin H, et al. Surgical treatment of esophageal leiomyoma located near or at the esophagogastric junction via a thoracoscopic approach. Dis Esophagus. 2009; 22: 185-189.

[5] Nguyen NT, Shapiro C, Massomi H, et al. Laparoscopic enucleation or wedge resection of benign gastric pathology: analysis of 44 consecutive cases. Am Surg. 2011; 77: 1390-1394.

[6] Punpale A, Rangole A, Bhambhani N, et al. Leiomyoma of esophagus. Ann Thorac Cardiovasc Surg. 2007; 13: 78-81.

[7] Samphire J, Nafleux P, Luketich J. Minimally invasive techniques for resection of benign esophageal tumors. Semin Thorac Cardiovasc Surg. 2003; 15: 35-43.

[8] Shin S, Choi YS, Shim YM, et al. Enucleation of esophageal submucosal tumors: a single institution's experience. Ann Thorac Surg. 2014; 97: 454-459.

[9] Vallbohmer D, Holscher AH. Laparoscopic excision of leiomyomas in the esophageal wall and gastric wall. Surg Technol Int. 2007; 16: 82-88.

[10] Zaninotto G, Portale G, Constantini M, et al. Minimally invasive enucleation of esophageal leiomyoma. Surg Endosc. 2006; 20: 1904-1908.

第14章

Roux-en-Y胃旁路手术
治疗胃食管反流病和过度肥胖

Roux-en-Y Gastric Bypass for GERD and Morbid Obesity

P.Marco Fisichella，Mauricio Ramirez，Vivek Prachand
程子明 译

临床病史

患者是1例33岁的病态肥胖的患者,体重指数(BMI)为45 kg/m²。合并疾病包括每天胃灼热和逆呕表现的胃食管反流病(GERD)、高血压、哮喘、睡眠呼吸暂停和退行性骨关节炎。检查显示以下结果:

- 内镜检查:洛杉矶分型中A级食管炎。

- 食管测压:正常蠕动,食管括约肌静息压力和松弛正常。

- 食管pH监测:胃食管反流病,DeMeester分数为34分(正常<14.7分)。

为这例患者实施Roux-en-Y腹腔镜胃旁路手术而不是腹腔镜Nissen胃底折叠术是因为单纯用Nissen胃底折叠术手术治疗GERD而非同时实施减肥手术存在以下几个潜在的缺点:

- 无法对肥胖患者特殊的GERD的病理生理机制进行针对性治疗。

- 增加抗反流手术长期失败率。

- 对于那些单纯抗反流手术失败的患者最终还是需要一个胃旁路手术,但会明显增加手术难度和手术并发症。

- 对肥胖患者的整体健康有害,没有实施胃旁路手术,原发症状不会改善。

手 术

患者体位

图14-1显示了患者和手术团队的位置。放置床垫在手术台上,置于患者上腹部后方背部。手术台头高脚低实现最大倒倾,把头部和背部垫起来。患者插管后,插入导尿管和胃管,双脚平放,且双臂被放在托手板上并以毯子铺垫。在手术前进行体位测试,以确保患者手术时的体位。患者插管后取斜坡位。

打孔位置

图14-2说明了打孔的位置,遵循"V"形配置。当患者在仰卧位时,12 mm光学端口放置到左边,平脐,使用0°腹腔镜。气腹建立,腹腔镜改为45°。助手在腹腔镜观察下,在其对面右肋缘下置一15 mm的孔:EEA™切割器(Covidien,Minneapolis,MN)插入此孔。1个额外的长度12 mm孔放在右象限的中上位置,另外可以增加1个12 mm孔放置在12 mm孔和15 mm孔之间。Nathanson肝脏牵开器插入腹部,挡开裂孔以远肝左叶部分,然后将其固定到手术台上。

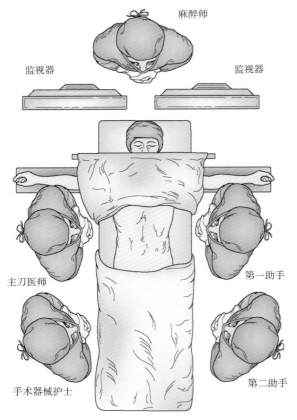

图14-1 患者体位及手术组人员的位置

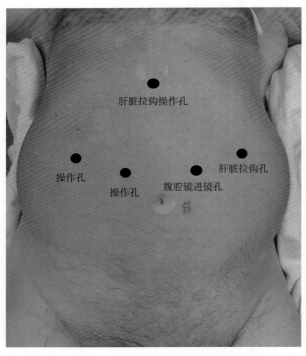

图14-2 吻合口位置

手术步骤

步骤1 做胃囊袋

图14-3～图14-10显示了建立胃囊袋的过程。患者头高脚低位，游离胃大弯侧大网膜，直至显露膈肌。如果发现有食管裂孔疝，则同时用2-0的丝线缝合左、右膈肌脚。此时，所有的胃管和食管温度探头被除去，通过切开小网膜囊表层的网膜打开肝胃韧带，充分游离胃后空间。制作胃囊袋时，首先用切割吻合器横行切割1枪或更多，然后再沿胃长轴朝向His角切割2枪以上。与此同时，外科医师应该确保囊袋后方已没有更多的胃组织了。

步骤2 游离小肠

患者呈仰卧位，将网膜向右上提起，直至横结肠显露，并且向上牵拉，直至屈氏韧带显露。助手抓住屈氏韧带远端30 cm的小肠。用一直线切割器切断小肠(图14-11)，并将空肠系膜分离直至根部。

步骤3 建立胃空肠吻合

图14-12～图14-18显示了胃空肠吻合的过程。将患者置于头高脚低位，并打开大网膜。粗略测量远端空肠约150 cm，空肠近端暂时放置于右上腹。在远端空肠和胃之间缝合2针固定。将胃囊袋切开，用Endo Stitch™(Covidien)进行空肠胃吻合，并用2-0缝线在腹腔镜下连续缝合胃与空肠，先后壁，再前壁。然后让患者处于平卧位，在术中胃镜下做漏气试验，用以检查吻合口是否完整。

步骤4 建立空肠空肠吻合

图14-19～图14-21显示了如何进行空肠空肠吻合。首先将空肠胆胰襻和Roux襻靠近，然后用10英寸(25.4 cm)长的2-0 Ethibond®缝线在输入襻残端以远1 cm处缝合固定两段待吻合肠管，然后再用15英寸(38.1 cm)2-0 Ethibond®缝线固定输入襻另外一侧。切开肠管，使用内镜切割吻合器进行两段肠管吻合，然后用先前的固定

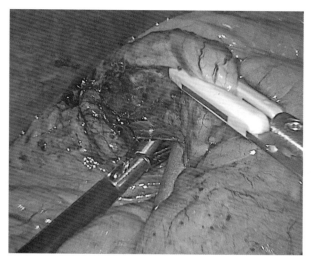

图14-3　胃囊袋的创建:胃后隧道窗口打通,游离胃食管后间隙

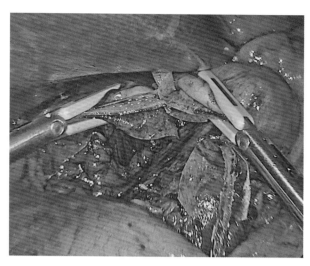

图14-6　胃囊袋的创建:使用Stapler切割缝合,形成胃囊

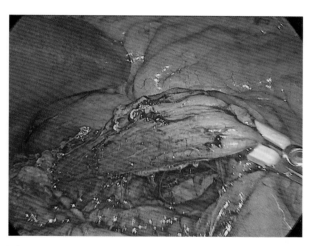

图14-4　胃囊袋的创建:胃后隧道窗口已被打通,游离腹段食管

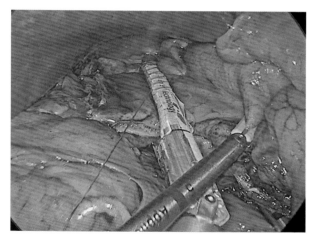

图14-7　胃囊袋的创建:垂直横断的胃(夹持)

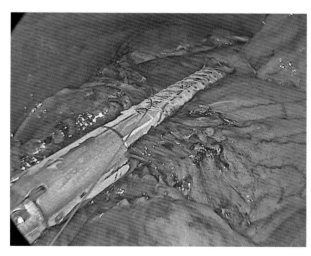

图14-5　胃囊袋的创建:横向横断的胃

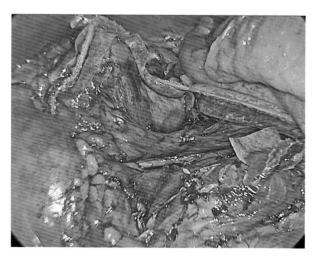

图14-8　在右侧创建胃囊袋

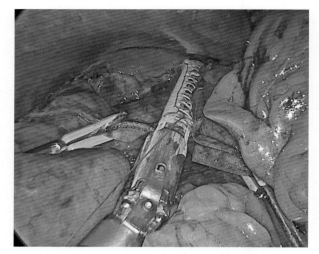

图14-9　胃囊袋的创建:垂直横断的胃(切断)

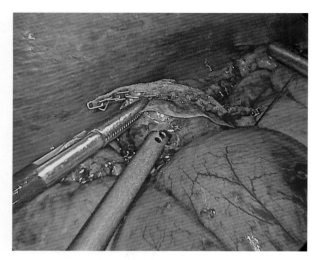

图14-12　建立胃空肠吻合,将要吻合的胃囊和空肠缝合固定

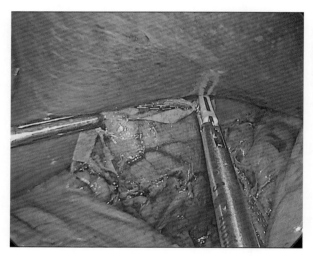

图14-10　在左侧创建胃囊袋

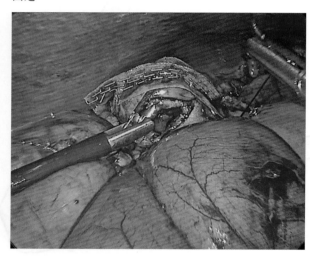

图14-13　建立胃空肠吻合,切开要吻合位置的胃囊

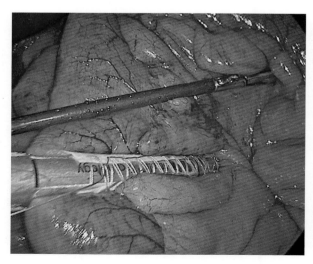

图14-11　离断小肠

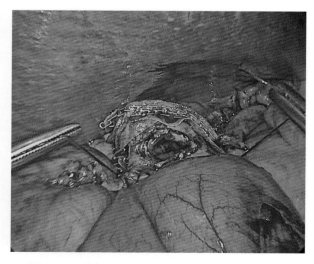

图14-14　建立胃空肠吻合,固定缝合吻合口右角

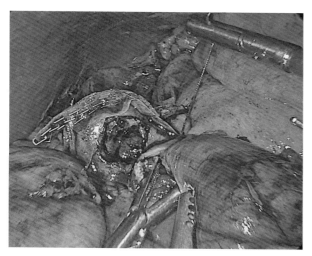

图14-15 建立胃空肠吻合,固定缝合左侧吻合口

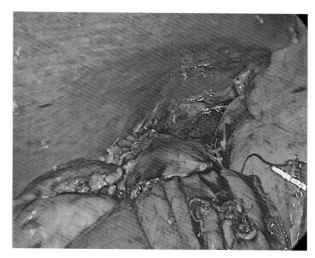

图14-18 建立胃空肠吻合,完成吻合

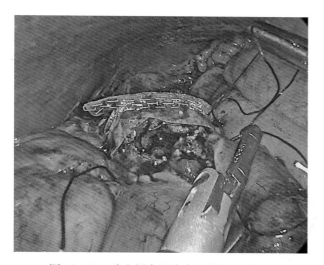

图14-16 建立胃空肠吻合,开始吻合前壁

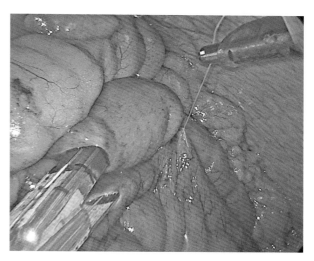

图14-19 建立空肠空肠吻合,使用腔镜切割吻合器,做空肠空肠吻合

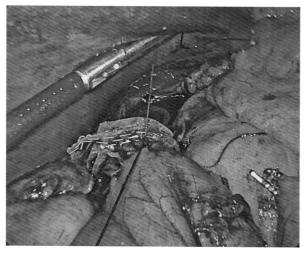

图14-17 建立胃空肠吻合,继续缝合前壁

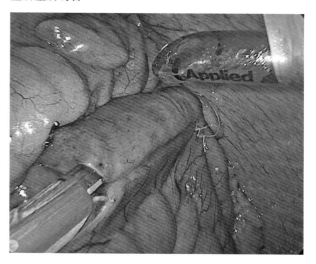

图14-20 建立空肠空肠吻合,击发吻合器

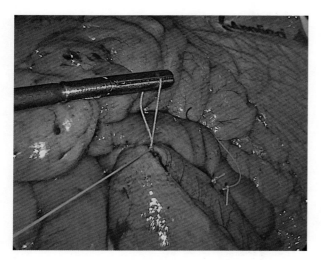

图14-21 加固空肠空肠吻合

缝线连续缝合,关闭肠管切口。最后用另外1根预留的缝线连续锁边缝合,关闭肠系膜。

步骤5 放置引流管,移除trocar,关腹

将1根15 F的Jackson-Prat引流管放置在胃空肠吻合口附近,移除所有的trocar,15 mm切口的内侧筋膜需要8字缝合关闭,其他切口则不需要关闭腹膜。常规关闭所有的腹壁皮肤切口。

术后护理

对于术后护理,每个机构都应该有自己的程序。一般来说,应用阿片类镇痛药,而不应用非甾体消炎药止痛。可以应用肝素抗凝,也可以使用止吐药物或质子泵抑制剂。术后第1天拔出胃管,一般术后第1天就可以造影,并进食。

观察患者2周,其胃食管反流症状是否减轻。

·参·考·文·献·

[1] DuPree CE, Blair K, Steele SR, et al. Laparoscopic sleeve gastrectomy in patients with preexisting gastroesophageal reflux disease: a national analysis. JAMA Surg. 2014; 149: 328-334.

[2] Fisichella PM. The puzzling argument of antireflux surgery in obese patients with gastroesophageal reflux disease: can the excellent perioperative safety of antireflux surgery make up for better comprehensive long-term outcomes of bariatric surgery? Am J Surg. 2014; 208: 169-170.

[3] Fisichella PM, Patti MG. Gastroesophageal reflux disease and morbid obesity: is there a relation? World J Surg. 2009; 33: 2034-2038.

[4] Telem DA, Altieri M, Gracia G, et al. Perioperative outcome of esophageal fundoplication for gastroesophageal reflux disease in obese and morbidly obese patients. Am J Surg. 2014; 208: 163-168.

[5] Tutuian R. Effects of bariatric surgery on gastroesophageal reflux. Curr Opin Gastroenterol. 2014; 30: 434-438.

第15章
经食管裂孔食管切除术
Transhiatal Esophagectomy

Jukes P. Namm, Mitchell C. Posner
孙益峰 译

对于采用不同手术方法治疗的食管癌患者，其总生存期及无疾病进展生存期均无明显差异，因此每种手术技术具有其各自的优势。经裂孔食管切除术是一种安全的、肺部并发症少于经胸廓入路的手术方式，因胃食管吻合口位于颈部，所以即使发生吻合口瘘，预后也较好。因此围手术期死亡率明显降低。

外科技术

患者体位
患者仰卧位，头转向右侧并颈部过伸。左臂包起置于躯干侧，右臂外展以方便开放动、静脉通路。右侧颈内静脉穿刺置入中心静脉导管。皮肤消毒范围上至左耳上缘，下至耻骨下缘，两侧至腋中线。

腹部和下纵隔部分
采用腹正中切口（剑突到脐），悬吊拉钩牵拉两侧肋弓。切断肝圆韧带、镰状韧带和左侧肝三角韧带，将肝左叶向右牵拉。整个胃充分暴露，将胃轻轻提起，但避免过分牵拉；沿胃网膜右动脉分离胃结肠韧带，避免损伤胃网膜动脉以及胃侧主要血管，胃网膜左动脉以及胃短血管结扎切断；随后游离小网膜，需确认小网膜内无肝左动脉。沿小弯侧充分游离，尽量保存胃右动脉。胃从食管裂孔到幽门完全游离后，结肠右曲复位，Kocher

手法充分暴露肠系膜上血管。幽门成形术或幽门切开以防止术后胃排空不畅。肝脏、腹腔干、脾门和胃小弯侧淋巴结一并清扫切除。将胃向前上方牵拉，结扎并切断胃左动脉和胃冠状静脉；对于肝左动脉异位患者，胃左动脉要远离其起始处结扎。彻底清扫膈肌脚处以及腹主动脉周围剩余的淋巴结组织。打开膈肌裂孔，结扎膈下静脉后，打开膈肌脚前部，将膈肌裂孔扩大。用纱带包绕胃食管交界处提起下拉，游离纵隔内胸段食管。直视下应用电刀和血管夹在胸膜、心包、主动脉之间游离下段食管至隆突水平。游离毕，纵隔内纱布填塞止血。

颈部部分
采用左胸锁乳突肌前切口，起点为胸骨上切迹。颈阔肌切断后，左胸锁乳突肌向左侧面牵拉，然后游离并切断肩胛舌骨肌和甲状腺中静脉。用乳突撑将胸锁乳突肌向侧面，气管、甲状腺向中间撑开。注意不要损伤气管食管沟内的喉返神经（图15-1）。乳胶牵引带穿过食管并提起，钝性游离颈段食管至无名动脉（图15-2）。

胸中段和上段食管部分
去掉胃食管交界处的牵引纱带，通过膈肌裂孔，用手钝性游离食管后壁至颈部切口水平。然后，手指紧贴食管表面逐渐游离前壁。注意不要损伤支气管膜部，不要过度压迫心脏致低血压（通过扩

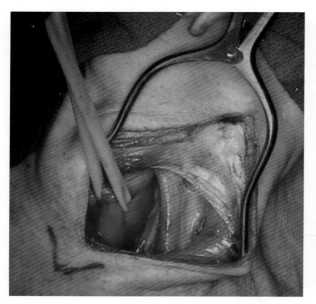

图15-1 胸锁乳突肌牵开后,左颈部切口内可见颈内动脉和静脉(左侧)、气管、甲状腺(中间)

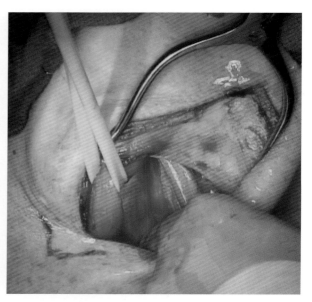

图15-2 颈部食管套带,以便在游离食管时牵拉食管辅助暴露

容可很快恢复)。术中可应用S拉钩协助暴露,食管下方组织可用大止血夹夹闭后切断。然后退出胃管,颈段食管乳胶管包绕后(烟卷引流带),直线切割器切割,颈部及胸上段食管经颈部切口提出,乳胶管作为牵引带,经颈部切口放入纵隔食管床内作为管状胃提到颈部的标记和引导(图

15-3)。中下段食管和胃经腹部切口提出。应用直线切割器沿胃小弯侧裁剪,将胃塑形为直径为4~5 cm的管状胃,注意保留胃大弯侧的血供(图15-4)。胃小弯侧、部分胃底部、贲门和食管以及周围淋巴结组织、肿瘤一并切除(图15-5)。乳胶管牵引带经纵隔从颈部切口拉至腹部切口,

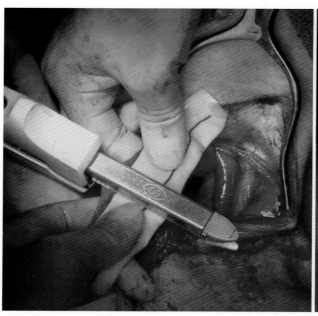

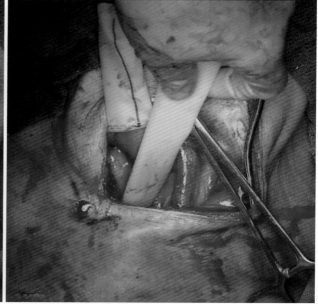

图15-3 颈部食管直线切割器 GIA™(Covidien, Minneapolis, MN)切割前,外衬 Penrose 烟卷引流管,切割后,乳胶外套管可用作牵引和标记

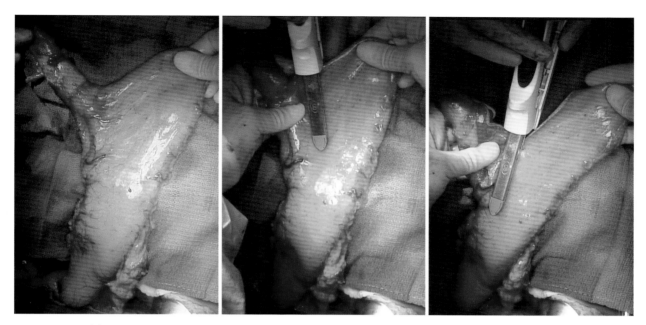

图15-4　用直线切割器GIA™将胃塑形为直径4~5 cm的管状胃,保留胃大弯侧及其血供

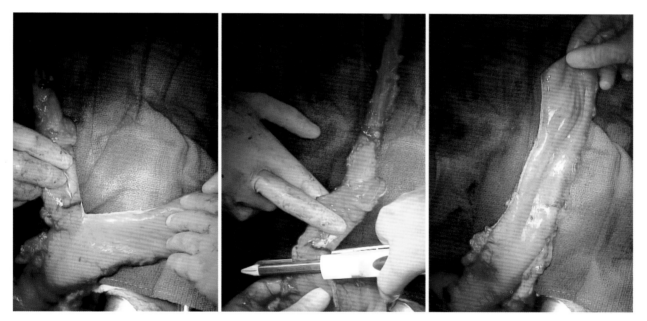

图15-5　胃小弯侧、部分胃底部、贲门和食管淋巴结、肿瘤一并切除

并缝在管状胃的后壁,以便引导牵引管状胃至颈部切口。

消化道重建和吻合

颈部近端食管应用自动荷包钳穿入尼龙荷包缝线。25 mm管状吻合器EEA™的砧板(Covidien, Minneapolis, MN)置入颈部食管腔内并抽紧尼龙荷包缝线打结(图15-6)。管状胃由颈部切口拉出的同时,腹部切口轻轻将胃送过膈肌食管裂孔;将管状胃在颈部切口提出6~8 cm(图15-7)。牵引过程中注意不要用力过猛导致管状胃过度上提,否则管状胃有可能缺血或损伤导致吻合口

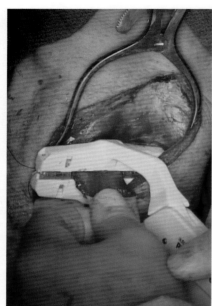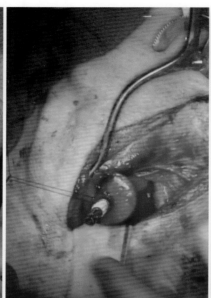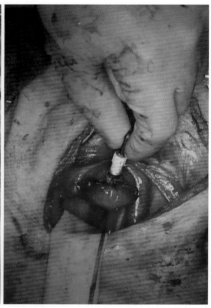

图15-6 颈段食管近端自动荷包器预置荷包缝线,放入管状吻合器EEA™砧板(Covidien)并打结

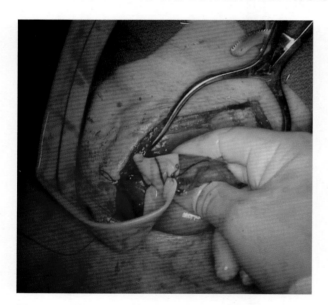

图15-7 利用标记的烟卷式引流牵引带将管状胃提至颈部切口

瘘。经胃前壁置入吻合装置(25 mm EEA™),与近端食管吻合器砧板对合后吻合(图15-8、图15-9)。胃管置入至胃窦部后,靠近吻合口的多余胃组织(包括胃前壁的吻合器置入点)应用60 mm的直线切割器TA™(Covidien)切除(图15-10)。如怀疑吻合口不够确实,可用丝线加固,并用管状胃周围组织包绕即可,但应避免将其缝到椎前筋膜上,否则容易形成脓肿,然后关闭颈阔肌以及皮肤。胃窦部固定于食管裂孔处,行空肠造瘘,关腹。前腹部无需放置腹腔引流管。

禁 忌 证

经食管裂孔手术的绝对禁忌证为中上段食管肿瘤侵犯导致的气管支气管粘连,或食管与其他重要脏器的重度粘连。因此,为了保证安全,一般无需开胸辅助暴露。

术后管理

疼痛管理

硬膜外镇痛能够帮助患者更有效地咳嗽,充分理疗,促进早期活动。

喉返神经损伤

多数损伤会导致暂时性声嘶,但仍应尽量避免,否则由此造成的吞咽困难和误吸会导致严重的术后并发症。

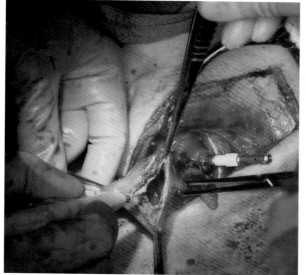

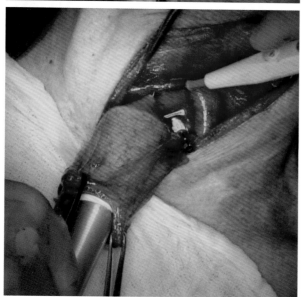

图15-8 胃前壁切开,置入管状吻合器EEA™并吻合

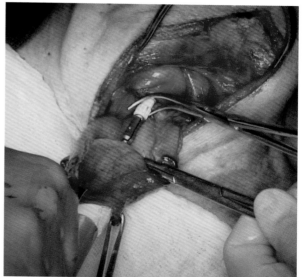

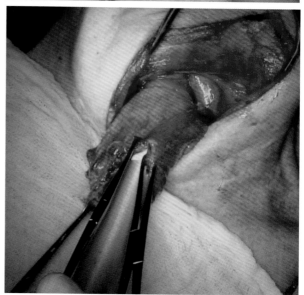

图15-9 胃前壁切开,吻合器击发并完成吻合

吻合口瘘

吻合口瘘可通过打开颈部切口及局部伤口护理进行保守治疗。早期内镜检查及吻合口扩张可减少瘘管外漏,促进瘘管闭合。

管状胃坏死

此并发症不常见,需通过一期近端改道、二期结肠或游离空肠代食管重建处理。

吻合口狭窄

吻合口狭窄在发生吻合口瘘之后较为常见,通过吻合口扩张可处理。

乳糜胸

胸导管损伤可能发生在局部进展期肿瘤的患者,需早期进行胸腔镜检查及胸导管结扎术。

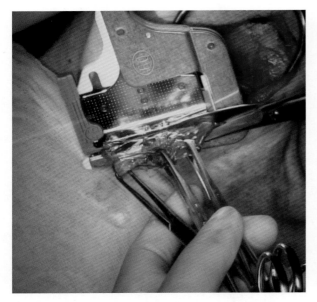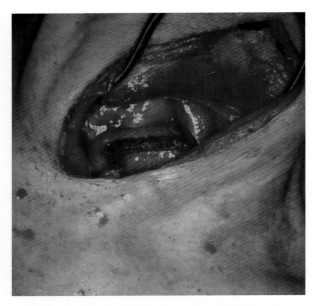

图15-10　60 mm直线切割器TA™(Covidien)切除吻合口附近的多余胃组织(包括胃前壁切开吻合器的置入点)

·参·考·文·献·

［1］ Barreto JC, Posner MC. Transhiatal versus transthoracic esophagectomy for esophageal cancer. World J Gastroenterol. 2010; 16: 3804-3810.

［2］ Boshier PR, Anderson O, Hanna GB. Transthoracic versus transhiatal esophagectomy for the treatment of esophagogastric cancer: a metaanalysis. Ann Surg. 2011; 254: 894-906.

［3］ Chang AC, Ji H, Birkmeyer NJ, et al. Outcomes after transhiatal and transthoracic esophagectomy for cancer. Ann Thorac Surg. 2008; 85: 424-429.

［4］ Chu KM, Law SY, Fok M, et al. A prospective randomized comparison of transhiatal and transthoracic resection for lower-third esophageal carcinoma. Am J Surg. 1997; 174: 320-324.

［5］ Cooke DT, Lin GC, Lau CL, et al. Analysis of cervical esophagogastric anastomotic leaks after transhiatal esophagectomy: risk factors, presentation, and detection. Ann Thorac Surg. 2009; 88: 177-184; discussion 184-185.

［6］ Goldminc M, Maddern G, Le Prise E, et al. Oesophagectomy by a transhiatal approach or thoracotomy: a prospective randomized trial. Br J Surg. 1993; 80(3): 367-370.

［7］ Hulscher JB, van Sandick JW, de Boer AG, et al. Extended transthoracic resection compared with limited transhiatal resection for adenocarcinoma of the esophagus. N Engl J Med. 2002; 347: 1662-1669.

［8］ Ng JM. Perioperative anesthetic management for esophagectomy. Anesthesiol Clin. 2008; 26: 293-304.

［9］ Omloo JM, Lagarde SM, Hulscher JB, et al. Extended transthoracic resection compared with limited transhiatal resection for adenocarcinoma of the mid/distal esophagus: five-year survival of a randomized clinical trial. Ann Surg. 2007; 246: 992-1000; discussion 1000-1001.

［10］ Orringer MB. Transhiatal esophagectomy without thoracotomy for carcinoma of the thoracic esophagus. Ann Surg. 1984; 200: 282-288.

［11］ Orringer MB, Marshall B, Chang AC, et al. Two thousand transhiatal esophagectomies: changing trends, lessons learned. Ann Surg. 2007; 246: 363-372; discussion 372-374.

［12］ Wright CD, Zeitels SM. Recurrent laryngeal nerve injuries after esophagectomy. Thorac Surg Clin. 2006; 16: 23-33.

第16章
Ivor Lewis 食管切除术
Ivor Lewis Esophagectomy

Henner M. Schmidt, Donald E. Low
郝曙光 译

1944 年 8 月，威尔士外科学家 Ivor Lewis（1895～1982 年）报道了 2 个步骤的食管切除术：首先经腹行胃游离和腹腔淋巴结清扫术，然后经右胸行食管病变切除、胸腔淋巴结清扫术及胸腔内食管胃吻合。由于该术式推崇一期吻合并包含胸腹腔的标准手术操作方式，因而很快得到普及，乃至现在仍是世界各食管外科专家采用的最常见术式。随着外科技术的进步，涌现出胸腹腔微创、机器人及开放操作的杂交术式。

选择食管切除方式前要进行完整的术前评估，包括准确的临床分期、合并症、既往史（尤其要关注手术史）及特殊患者的生理评估。应常规测定肺功能，为术中单肺通气准备。对于既往有冠心病、充血性心力衰竭、心房或心室节律不齐的患者，推荐行相关的心脏检查。

仅有局部病变的食管癌患者应明确行手术治疗，但在适当的情况下，可以行新辅助治疗。伴有远处转移或者非手术区域淋巴结转移的患者应行根治性化疗、放疗或姑息治疗。

当今食管癌切除的手术方式多种多样，在选择手术方式时应该考虑患者的个体情况以及肿瘤的生物学特性。没有单一的手术方式是对所有的患者都合适的。Ivor Lewis 术式对食管癌中下段病变切除具有优势，因为该术式在胃食管交界处肿瘤以及胸段食管切除术中提供了最佳的手术视野，并能够行完整的胸腹部二野淋巴结清扫术。由于胸中段食管癌邻近气管支气管、主动脉和脊柱，应该考虑右开胸三切口食管癌切除式式。我们认为，在伴有明确的心脏合并症的患者中也应该考虑 Ivor Lewis 术式，因为该术式胸内操作对心脏干扰最小。我们既往 4 年的手术数据显示有 43%（60/137）的患者实施了 Ivor Lewis 术式，其中 70% 的患者合并明确的心脏病史，然而手术死亡率仅为 1%。

临床病史

1 例女性患者，61 岁，长期胃食管反流病病史，行食管裂孔疝修补及胆囊切除术。胃灼热症状缓解若干年后再次复发，多年来一直服用抗酸制剂。

该患者有吸烟史且合并 COPD。22 岁和 35 岁时患有深静脉栓塞，并因心房颤动安置了起搏器。最近因心肌梗死再次发作，急诊行冠脉搭桥术后，产生进行性吞咽困难的症状。

完善检查后提供以下诊断：

• 胸片检查：冠脉搭桥胸骨劈开术后表现，安置心脏起搏器术后表现（图 16 - 1a）。

• 内镜检查：胃食管交界处长 3 cm 溃疡性肿块（图 16 - 1b）。活检证实中分化侵袭性腺癌。

• 超声内镜检查：肿瘤浸透肌层至外膜，未见侵犯邻近器官。食管旁淋巴结可疑阳性（图 16 - 1b）（考虑活检针可能引起肿瘤播散，未能行淋巴结细针活检）。内镜分期为 cT_3N_1，溃疡性新生物浸透肌层为 cT_3，食管旁多发肿大淋巴结为 cN_1。

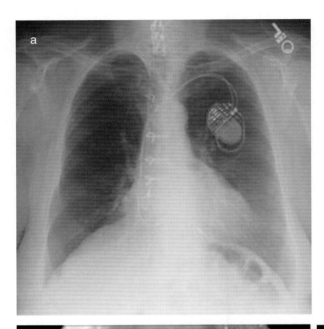

图16-1　a. 普通胸片显示陈旧性冠脉搭桥胸骨劈开术后表现,安置心脏起搏器术后表现。b. 内镜(左上)示下段食管溃疡性肿块,超声内镜示溃疡性肿块浸透肌层至外膜(cT₃,双箭头所指),多发肿大淋巴结(cN₁,箭头所指)

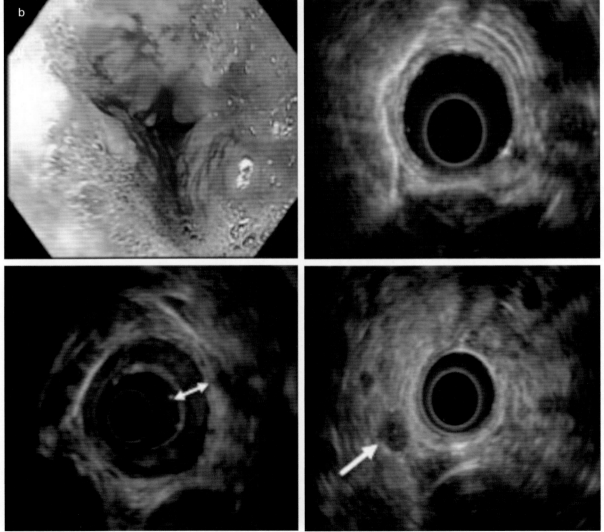

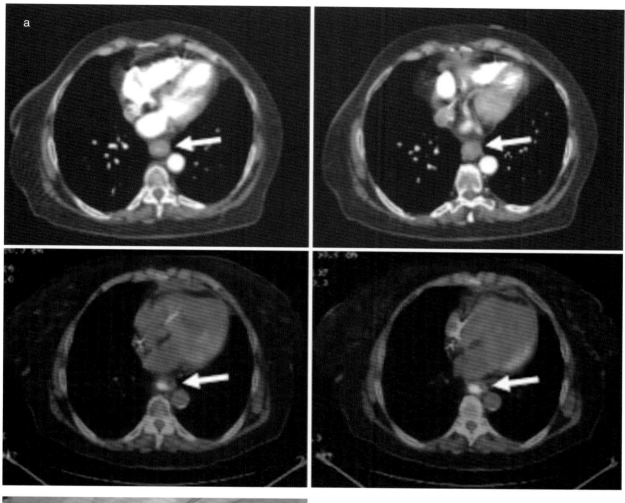

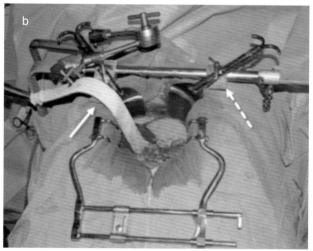

图16-2 a. 初次CT扫描(上)示食管下段肿瘤(箭头所指); PET-CT示(下)摄取剂量增加(SUV 14,箭头所指)。b. 腹正中剑突至脐上3~4 cm切口,松解三角韧带后牵拉肝脏,在患者右侧进行牵开器固定(实性箭头所指)。最佳的状态是固定系统(虚箭头所指)抬高双侧肋弓,使膈面垂直,为近端胃及胃食管交界处提供良好的无遮挡视野

· CT扫描:下段食管及胃食管交界处增厚但未见转移性病变(图16-2a)。PET-CT扫描示下段食管病灶代谢旺盛。后纵隔淋巴结中度代谢,腹腔主要的区域上没有明确摄取区域。

本案经多学科胸部肿瘤委员会专家讨论结果:临床分期cT$_3$N$_{0\sim1}$M$_X$,治疗方案是新辅助放、化疗后手术治疗。在接受卡铂联合紫杉醇化疗以及5040 cGy放疗剂量后耐受性好,经内镜和CT检查示大体病变有好的缓解率,再次经多学科胸部肿瘤委员会专家讨论后行手术治疗。

未停用长期口服的β受体阻滞剂。手术当天胸部硬膜外置管,接下来常规麻醉诱导及双腔气管插管,留置导尿管及动脉监测。未放置常规的中心静脉导管,应用双下肢弹力袜及加热毯。

手术步骤

做腹正中剑突至脐上3～4 cm切口,松解肝三角韧带使肝脏游离,牵拉肝脏,固定在患者右侧的牵开器上(图16-2b)。最佳的状态是使用固定系统(虚箭头所指)抬高双侧肋弓,使膈面垂直,为近端胃及胃食管交界处提供良好的无遮挡视野。

图16-3a显示完全游离胃食管交界处,并用烟卷引流管环绕牵引。经裂孔下拉食管游离清扫纵隔脂肪及8区淋巴结。完整游离8～10 cm,甚至10 cm以上,任何侵犯膈肌或膈肌脚的可疑病变应该整块切除。Kocherization手法通过十二指肠壁评估幽门狭窄(图16-3b),是否常规行幽门成形是有争议的。我们不常规做幽门成形术,除非是术前食管胃十二指肠内镜或术中证实有幽门狭窄的情况下,可行幽门成形术。理想的情况是十二指肠活动度满意,幽门能够移动到裂孔下3～4 cm。

图16-4a显示胃大弯侧的解剖,确保网膜右血管弓的完整。从网膜左、右交界无血管区去除网膜附着物。网膜右完整保留(图16-4b)。胃大弯完全游离,更完美的做法是沿胃体上部及贲门的网膜进行保留,包埋吻合口(图16-4c)。图16-4d显示暴露胃左动脉韧带,清扫胃左动脉旁、胰腺上及胃周淋巴结。图16-5a显示切除胃左静脉。在腹腔干上方结扎胃左动脉(图16-5b)。

在胃食管交界处远端7～10 cm处切除胃小弯,该位置是术前内镜及超声内镜提供远离交界处至少5～7 cm的切缘处。用直线吻合器连续切断使管状胃成形(图16-6 b～d)。保持切缘方向并平行于胃大弯在管状胃成形术中非常重要。

胃切除的面积多有变化,主要依据术前胃镜及超声内镜的情况确定。图16-7a提供了远离交界处10～12 cm的切缘。管状胃的宽度一直存在争议,我们是将成形后管状胃定在3～4 cm宽度(图16-7b)。保留网膜右血管弓和近端胃右分支。

为减少出血,推荐使用3-0丝线间断锁边缝合切缘(图16-8a)。在管状胃顶端包埋并留长的缝线(图16-8b)。这些缝线把管状胃的顶端和近端胃连接在一起(图16-8c),以便在胸腔操作时随着食管能将管状胃拖至胸腔。

远离屈氏韧带60～80 cm放置14号空肠营养管(图16-9a)。空肠游离部叠瓦状包埋营养管2 cm以上,悬吊于腹膜并环周固定。为避免扭转,在空肠近端及远端分别固定至腹膜3～4 cm,甚至4 cm以上。

第2部分胸部操作通过1个有限的胸部切口完

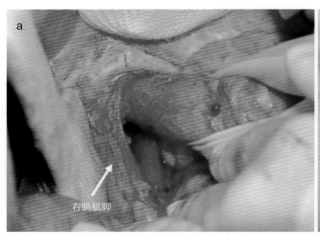
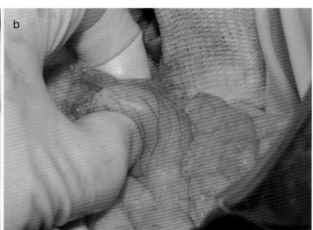

右膈肌脚

图16-3　a. 胃食管交界处完整游离后套带牵引。b. Kocherization处置十二指肠评估幽门狭窄

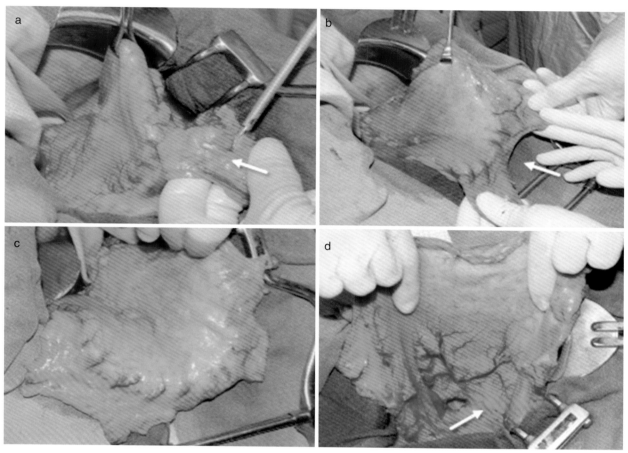

图16-4 a. 解剖胃大弯,确保网膜右血管弓的完整。从网膜右、左之间无血管区(箭头所指)开始去除网膜附属物。b. 网膜右完整保留(箭头所指)。c. 胃大弯完全游离。d. 牵拉胃,暴露胃后的胃左动脉(箭头所指),清扫胃左动脉旁、胰腺上及胃周淋巴结

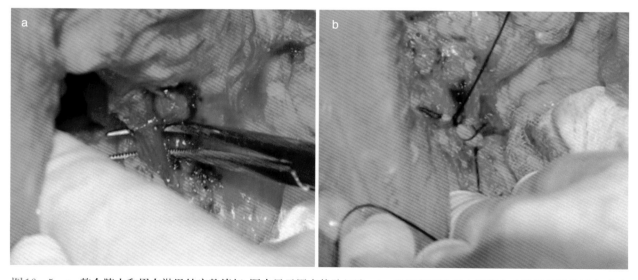

图16-5 a. 整个胰上和胃左淋巴结完整清扫,图中显示胃左静脉切除。b. 直接在腹腔干上缘胃左动脉根部结扎胃左动脉

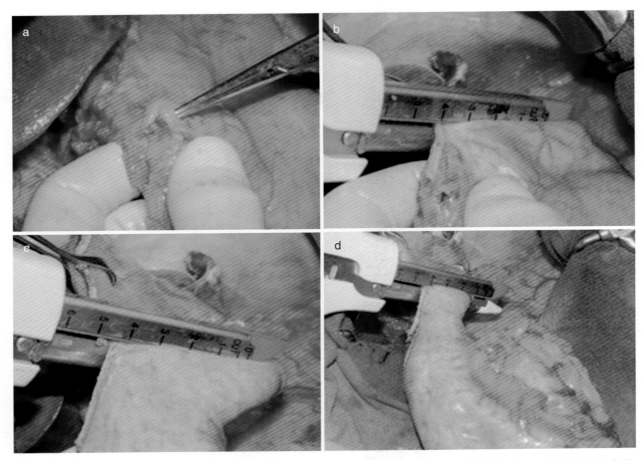

图16-6 a. 远离胃食管交界处7～10 cm处切除胃小弯,保证远离交界处至少5～7 cm的切缘。b～d. 连续线形吻合器行管状胃成形

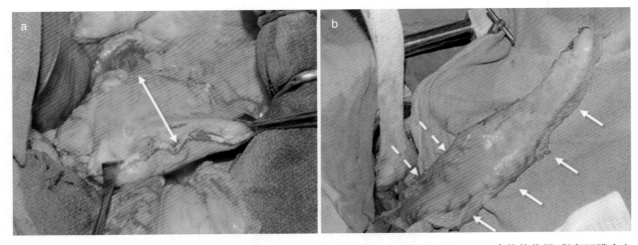

图16-7 a. 保证远离交界处10～12 cm的切缘,行胃切除(箭头所指)。b. 最后形成3～4 cm宽的管状胃,保留网膜右血管弓(箭头所指)和胃右血管弓(虚箭头所指)

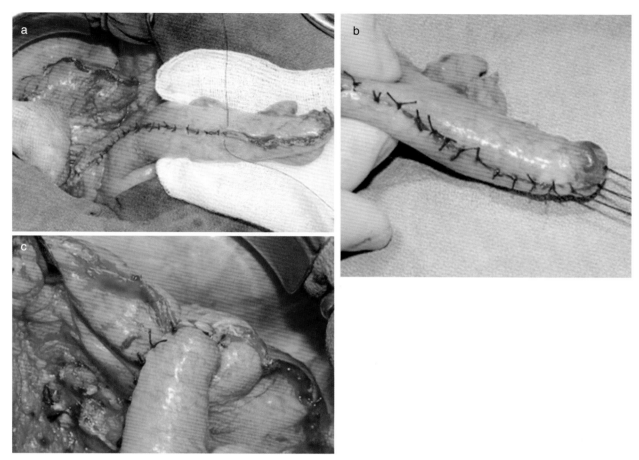

图16-8　a. 切割线用3-0丝线间断缝合。b. 在管状胃顶端包埋缝合，并留长的缝线。c. 留置缝线把管状胃的顶端和近端胃连接在一起

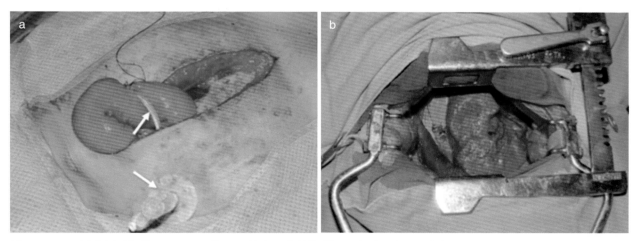

图16-9　a. 远离屈氏韧带60～80 cm放置14号空肠营养管（箭头所指）。空肠游离部叠瓦状包埋营养管2 cm以上，3-0丝线悬吊于腹膜并环周固定。为避免扭转，在空肠近端及远端分别固定至腹膜3～4 cm，甚至4 cm以上。b. 第2部分操作是胸腔部分，经典的是经第4或第5肋间进胸

成,经典的是经第4或第5肋间进胸(图16-9b)。脏层胸膜切开,结扎奇静脉(图16-10a)。食管游离至奇静脉水平(图16-10b)。食管旁淋巴结伴随食管整块切除,隆突下淋巴结整块或单独切除。

离断下肺韧带并向下游离食管(图16-11a)。胸导管可一并切除或单独结扎。牵拉食管及近端胃,并将管状胃拖至胸腔行食管胃吻合(图16-11b)。

食管游离至胸廓入口(图16-12a),胸中段食管应清扫4区(气管旁)和10区(气管支气管旁)淋巴结。

将管状胃放置在奇静脉水平上方胸顶部食管旁(图16-12b),并保持管状胃无张力。缝合管状胃和食管创造共同的吻合口后壁(图16-13a),推荐两边各固定2~3针。用线形吻合器在奇静脉水平或上方横断食管(图16-13b)。图16-13c显示近端食管紧贴管状胃,吻合之前切除食管残端的切割缝合钉(图16-14a)。

术中病理核查近端食管切缘有无Barrett黏膜或癌残留。直接在邻近食管残端的管状胃壁上行胃造口(图16-14a)。首先全层缝合食管和胃吻合口后壁(图16-14b)。

30 mm线形切割吻合器两唇分别放置于食管腔及胃腔切口(图16-15a)。击发吻合器在管状胃和食管共同侧壁上创造吻合口(图16-15b)。在鼻胃管放置完成后用可吸收缝线全层缝合吻合口

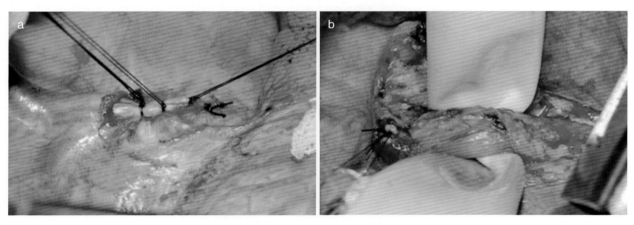

图16-10　a.切开脏层胸膜,结扎奇静脉。b.食管游离至奇静脉水平

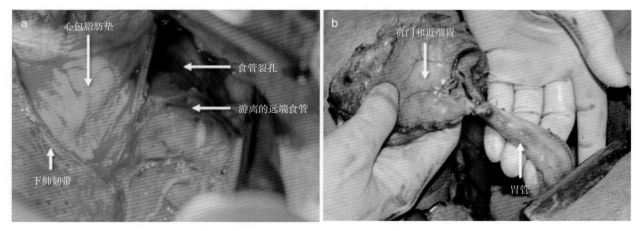

图16-11　a.从下肺韧带远端开始,随着牵拉连续切除下肺韧带。b.在开始吻合之前,随着牵引食管,将胃管和标本中胃的成分拖至胸腔

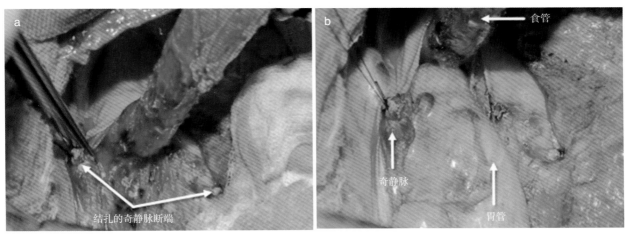

图16-12　a. 食管游离至胸廓入口。b. 将管状胃放置在奇静脉水平上方胸顶部食管旁，并保持管状胃无张力

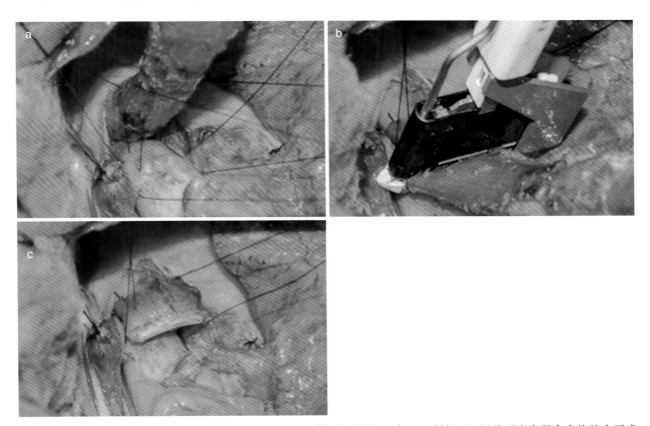

图16-13　a. 缝合管状胃和食管创造共同的吻合口后壁（推荐两边各固定2～3针）。b. 用线形吻合器在奇静脉水平或上方横断食管。c. 近端食管紧贴管状胃，切除食管残端闭合的切割缝合钉

的剩余前壁部分（图16-16a），3-0丝线浆肌层包埋。管状胃应该垂直放置在后纵隔且膈上不应有冗长的胃壁（图16-16b）。

用附带的网膜或胸膜包埋覆盖吻合口为最佳（图16-16c、d）。

术后护理

手术失血估计为150 ml。术中液体管理是输入晶体3 000 ml，未输血。手术室拔除气管插管后

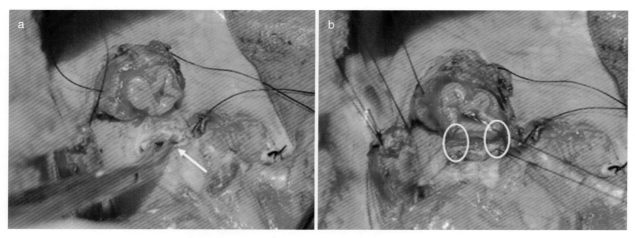

图16-14　a.病理核查近端食管切缘有无Barrett黏膜或癌残留。直接在邻近食管残端处管状胃壁上行胃造口(箭头所指)。b.在吻合之前全层缝合食管和胃的游离缘,创造共同的管壁(圆圈)

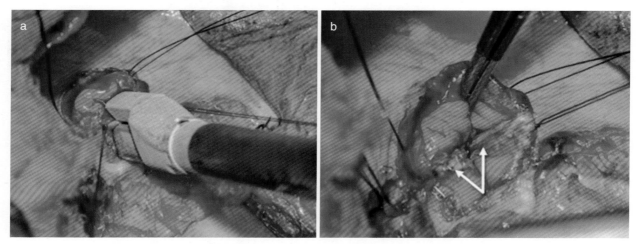

图16-15　a.将30 mm线形吻合器一个唇边放置于食管腔,另一唇边放置于胃腔顶端。b.击发吻合器在管状胃和食管共同侧壁上创造吻合口(箭头所指)

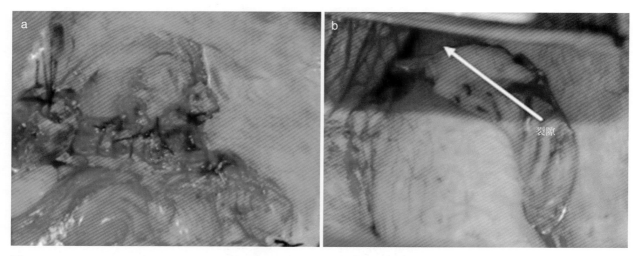

图16-16　a.可吸收缝线全层缝合吻合口的剩余部分,3-0丝线浆肌层包埋。b.管状胃应该垂直放置在后纵隔,且膈上不应有冗长的胃壁。c、d.用附带的网膜或胸膜包埋覆盖吻合口为最佳

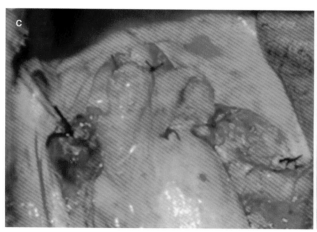

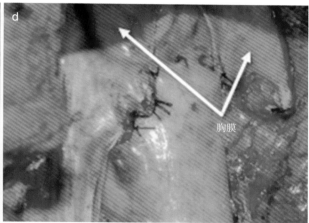

胸膜

图16-16　（续）

送复苏室。根据标准路径制订的每天的康复目标来管理患者（Markar等2014）。同术中管理一样，夜间也给予特殊监护，血流动力学管理（静脉输液、血压和镇痛管理）的目标是维持平均动脉压略高于70 mmHg。术后第1天转回普通病房，开始经空肠造瘘管营养，逐步增加功能锻炼，包括病房内行走3～4步。术后第3天，行上消化道造影显示无吻合口瘘的证据和倾倒综合征（图16-17），然后拔除鼻胃管。

第4天拔除硬膜外导管，开始经口进食。第5天能够独立行走并能够耐受全胃肠营养。术后第6天出院回家。术后3周、3个月及6个月临床随访。

经验和教训

· 腹腔操作及胸腔操作都是标准的步骤，因此很容易学习掌握。

· Ivor Lewis术式能够在直视下行食管切除术及完整的胸腹二野淋巴结清扫术。

· 根据术前及术中的情况确定胃切除的位置；根据管状胃的长度灵活确定吻合口的水平位置。然而，也应该认识到最佳的吻合位置是奇静脉水平以上，确保胸腔管状胃是垂直的，在膈肌食管裂孔上没有迂曲。

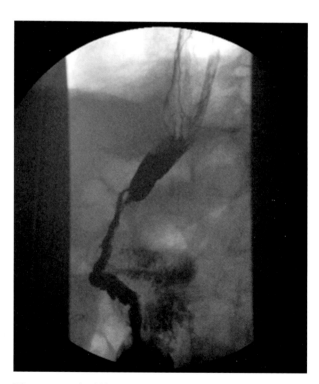

图16-17　术后第3天行上消化道造影评估吻合口，最重要的是评估胃排空。造影显示胃排空好，术中并未行幽门成形术

· 管状胃成形要进一步减少小弯弧度，沿着大弯的弧线能够制作出更长的管状胃。

· 合并心脏疾病的患者，如充血性心力衰竭、缺血性心脏病或者房性心律失常适合采用Ivor Lewis术式，因为该术式相比其他术式而言，对术中心脏管理及血压控制要求最低。

- 胸内吻合要比颈部吻合损伤声带的风险小。然而，从既往经验上看，胸内吻合口瘘引起的死亡率要比颈部吻合高。
- 管状胃中段及远端的多余网膜可用来包埋覆盖吻合口，这样可能减少严重吻合口瘘的发生率。
- 当食管管腔直径较小时，线形吻合器行食管胃吻合是一个好的选择，因为这种方法降低了吻合口狭窄的形成可能性。
- 应该特别关注确保管状胃有一个好的方向，在胸内是垂直的，膈肌上没有弯曲冗长。这个方式能提供好的胃排空效果，而不用考虑是否行幽门成形术。
- 在肋椎沟接近吻合口的位置放置胸管（但没有紧邻吻合口）能提供良好的引流，并能观察吻合口。
- 行开放 Ivor Lewis 术式的患者，胸段硬膜外应放置镇痛泵，也能帮助患者早期活动，潜在地减少和胸部手术相关的肺部并发症。

·参·考·文·献·

[1] Bhayani NH, Gupta A, Dunst CM, et al. Esophagectomies with thoracic incisions carry increased pulmonary morbidity. JAMA Surg. 2013; 148: 733-738.

[2] Davies AR, Sandhu H, Pillai A, et al. Surgical resection strategy and the influence of radicality on outcomes in oesophageal cancer. Br J Surg. 2014; 101: 511-517.

[3] Hulscher JB, van Lanschot JJ. Individualised surgical treatment of patients with an adenocarcinoma of the distal oesophagus or gastrooesophageal junction. Dig Surg. 2005; 22: 130-134.

[4] King RM, Pairolero PC, Trastek VF, et al. Ivor Lewis esophagogastrectomy for carcinoma of the esophagus: early and late functional results. Ann Thorac Surg. 1987; 44: 119-122.

[5] Kutup A, Nentwich MF, Bollschweiler E, et al. What should be the gold standard for the surgical component in the treatment of locally advanced esophageal cancer: transthoracic versus transhiatal esophagectomy. Ann Surg. 2014; 260: 1016-1022.

[6] Low DE. Evolution in surgical management of esophageal cancer. Dig Dis. 2013; 31: 21-29.

[7] Low DE, Bodnar A. Update on clinical impact, documentation, and management of complications associated with esophagectomy. Thorac Surg Clin. 2013; 23: 535-550.

[8] Luketich JD, Schauer PR, Christie NA, et al. Minimally invasive esophagectomy. Ann Thorac Surg. 2000; 70: 906-911.

[9] Luketich JD, Pennathur A, Awais O, et al. Outcomes after minimally invasive esophagectomy: review of over 1000 patients. Ann Surg. 2012; 256: 95-103.

[10] Markar SR, Schmidt H, Kunz S, et al. Evolution of standardized clinical pathways: refining multidisciplinary care and process to improve outcomes of the surgical treatment of esophageal cancer. J Gastrointest Surg. 2014; 18: 1238-1246.

[11] Varghese Jr TK, Wood DE, Farjah F, et al. Variation in esophagectomy outcomes in hospitals meeting Leapfrog volume outcome standards. Ann Thorac Surg. 2011; 91: 1003-1009.

[12] Wang WP, Gao Q, Wang KN, et al. A prospective randomized controlled trial of semi- mechanical versus hand- sewn or circular stapled esophagogastrostomy for prevention of anastomotic stricture. World J Surg. 2013; 37: 1043-1050.

第17章
微创食管切除术
Minimally Invasive Esophagectomy

Monisha Sudarshan, Lorenzo Ferri
殷世杰 译

本章阐明了术前准备、手术适应证以及微创食管切除术在食管癌和选择性 Barrett 食管伴广泛不典型增生中的应用技巧。

术前准备

病史及体格检查

一份完整的病史及体格检查,需特别注意吞咽困难的严重程度及类型(固体还是液体)、营养状况、相关的体重减轻。获得关于生活习惯中吸烟、酗酒等信息对于术前的优化咨询是非常重要的。

食管切除术常见的适应证

食管切除术的适应证包括食管癌和选择性 Barrett 食管伴广泛不典型增生。

准备工作

标准的术前准备包括几个部分:

· 完成上消化道内镜检查,并对病灶进行活检,以对组织学进行评估。

· CT 和 PET 扫描用以评估淋巴结转移及远处转移的程度。

· 超声内镜(EUS)检查用以评估局部扩散,EUS 对于确定 T_2 和 T_3 期肿瘤的敏感性较差。

腹腔镜术前分期可用以评估腹膜转移,特别是针对胃食管交界处(GEJ)的肿瘤。多数患者受益于术前心脏负荷试验以及一次预测和最小化术后心脏并发症风险的心脏科会诊。存在慢性肺疾病的患者应特别注意行肺功能检查。

术前注意事项

· 硬膜外导管:硬膜外导管的插入对获得最佳疼痛控制至关重要。我们常规插入双导管(胸腹部硬膜外麻醉),但必须注意术后低血压。

· 单肺通气:良好的单肺通气对于保持胸腔镜的良好暴露至关重要。由于右主支气管短,我们更倾向于使用双腔管,而不是阻塞导管。

· EGD:台上食管、胃、十二指肠镜检查(esophagogastroduodenoscopy, EGD)经常用于手术前对病灶的核实以及位置的确认。特别需注意的重点是胃大弯和胃小弯的受累程度,这可能会改变管状胃。

· 快速康复路径:建立并遵循一条增强恢复路径(enhanced recovery pathway, ERP),为食管癌患者提供规范化和循证的术后管理。ERP 已经被证明是符合成本效益、减少并发症及缩短住院时间的方法。路径的要素包括手术后立即拔管、避免常规 ICU 护理、早期去除鼻饲管(48 小时)、早期经口进食、勤于胸部理疗及经常下地活动。

三孔微创食管切除术

适应证为中段至上段食管病变、广泛 Barrett

食管及良性疾病(如晚期贲门失弛缓症)。

术中内镜检查完成后,患者左侧卧位(图17-1)。左小腿轻轻弯曲膝盖,大腿保持伸展;两腿之间填塞充分的软垫。手臂加上衬垫支撑在手架上。除了使用胶带和尼龙搭扣外,真空布袋也被用于保护患者。

我们采用四孔或五孔法胸腔镜技术,尽量减少使用10 mm的trocar以减少肋间神经的损伤风险(图17-2)。如必须这么做,我们使用小切口保护套代替10 mm trocar。我们的trocar位置如下:

1. 腋前线第5肋间,1 cm切口配以切口保护套,用于30°镜及牵引回收用途。

2. 腋前线第3肋间,2.5 cm的切口配以切口保护套,用于进出Osugi拉钩和吸引器。

3. 腋后线第4和第7肋间,各放2个5 mm的trocar。

患者头高脚低位并轻微向前倾,从胸廓入口到横膈游离胸段食管,同时完成纵隔淋巴结的清扫(图17-3)。Osugi拉钩帮助牵拉肺及气道,辅助显露。使用无损伤钳抓持食管并保持一定张力,电钩切开食管表面全长的前、后纵隔胸膜。用1根烟卷引流管环绕食管牵拉暴露,以便进一步用超声刀完成解剖分离。使用能量设备解剖气管附近时要特别小心,若不慎损伤可能会导致气

管瘘。在气管隆嵴水平全周解剖显露奇静脉,并使用Endo GIA™(Covidien, Minneapolis, MN)切割器离断。圈套器结扎离断奇静脉两端,并用皮肤穿刺器拖出胸壁外牵拉,以增加中上纵隔的暴露。

一旦从胸廓入口到横膈膜的食管连同淋巴结被充分游离,在接近肿瘤水平将其离断,通常位于奇静脉处使用Endo GIA™切割器连同喉返神经起始部远端的迷走神经一并离断(图17-4)。近端及远端的残端用系带连接,以便于颈部及腹腔镜的操作。胸腔充分冲洗,使用大容量的Jackson-Pratt负压引流管系统代替普通胸腔引流管(图17-5)。Trocar的位置分层缝合,双腔管换为单腔管以提高颈部手术时气道的活动性。

患者重新置于仰卧位,为双腿分开的腹腔镜体位,颈部伸展,两肩胛骨之间放置一枕垫。采用五孔法腹腔镜(图17-6):1个10mm Hasson trocar放置在脐部,1个12 mm的trocar放置在左上腹锁骨中线。1个5 mm的trocar位于左肋缘供操作器械进出,1个5 mm的trocar位于右侧腹腋中线位置供肝脏拉钩进出,1个5 mm的操作trocar置于右上腹锁骨中线。手术采用30°腹腔镜的镜子。

打开小网膜囊,环形解剖左、右膈肌脚,但不

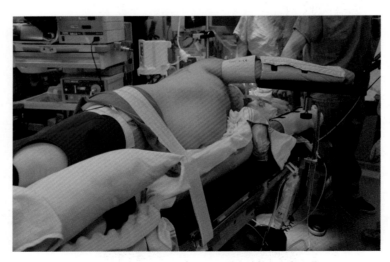

图17-1 胸腔镜左侧卧位

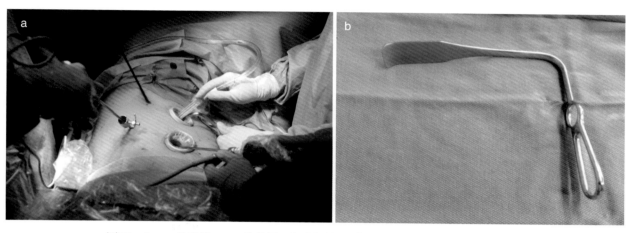

图17-2 a. 胸腔镜trocar的位置。b. 通过切口使用Osugi拉钩牵拉肺,辅助显露

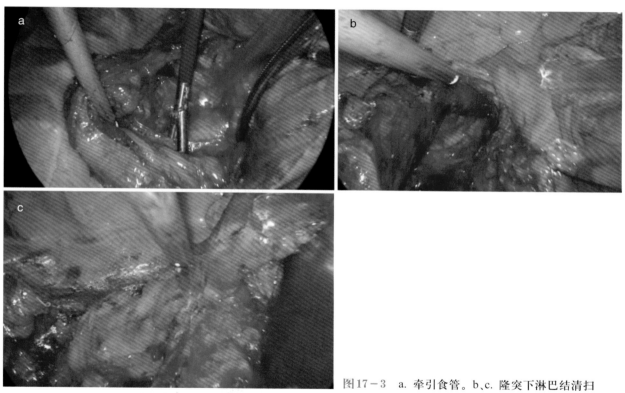

图17-3 a. 牵引食管。b、c. 隆突下淋巴结清扫

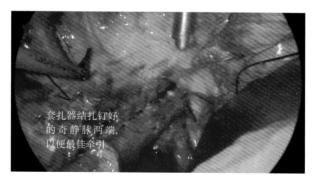

图17-4 全胸腔镜下操作

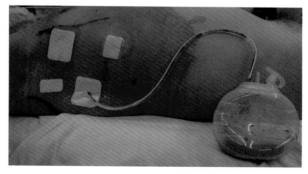

图17-5 使用负压小球代替胸腔引流管引流

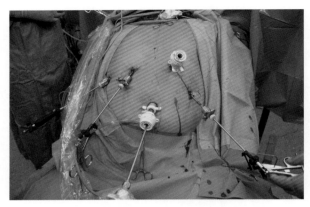

图 17-6　Trocar 的位置

要完全打开膈食管膜,以便保持气腹。

通过骨骼化解剖脾脏动、静脉及肝动脉,来完成 D2 淋巴结清扫(图 17-7)。解剖并清扫胃左动、静脉,三重血管夹夹闭后,离断胃左动脉。我们不使用切割吻合器处理胃左动、静脉,因为这样可能不利于淋巴结的清扫解剖。所有的转移淋巴结和它们周围组织需整块切除(图 17-8)。我们另外沿腹腔干解剖分离至腹主动脉,完整切除腹腔动脉周围淋巴结组织。

在胃结肠网膜上开窗,并开始上、下游离,同时进入小网膜囊。从胃大弯继续解剖 5 cm,要极其注意保护胃网膜血管弓,因为管状胃的血供依赖于它(图 17-9)。解剖离断胃后韧带组织,直至食管裂孔左侧。通过 Kocher 技术充分游离幽门,使其试验性上提时,可以轻松到达右侧膈肌脚或肝脏尾状叶。满意止血后,完全游离食管裂孔,打开膈食管膈膜。

在上腹正中做 1 个 5~6 cm 的辅助切口,并放置切口保护套(图 17-10)。行幽门成形术以确保最佳管状胃排空通畅。使用 GIA™ 切割吻合器制作一个 4~5 cm 宽的管状胃,并缝合包埋切缘(图 17-11)。体外管状胃成形,操作更为简单可靠,它极大地方便了评估远端管状胃的血供状况,并随时可做出修改。这是非常必要的。

做一个 4~5 cm 的颈部衣领切口(图 17-12a),切开颈阔肌,建立颈阔肌下平面。分离出肩胛舌骨肌及甲状腺中静脉并离断,以便更好地暴露术野。钝性横向游离以便能在切口内显露食管(图 17-12b)。辨认好左侧喉返神经,对它的保护是至关重要的。在食管近端颈部进行适当修剪,4 个象限分别缝制牵引线,便于此后吻合(图 17-13)。

管状胃通过内镜保护塑料套被牵引至颈部(图 17-14)。牵引套近端用 Foley 导尿管固定,并附着于连接颈段食管的固定脐带线。外科医师轻柔地引导上提管状胃,经后纵隔原位至颈部切口,上提期间始终保持自然方向,以防止管状胃扭转。

颈部吻合可以使用吻合器完成(端侧吻合或侧侧吻合),我们更倾向于通过手工吻合(图 17-15)完成。我们倾向于使用单层连续缝合肌肉及很少的黏膜。吻合完成前,通过吻合口直视下放置鼻胃管,在颈部吻合口附近放置 Jackson-Pratt 引流管。通常我们不使用空肠造瘘,因为其相关并发症的发生率超过了吻合口瘘。腹部切口的筋

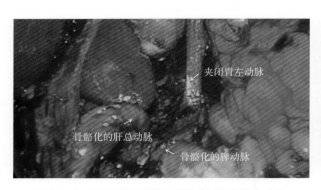

图 17-7　D2 淋巴结清扫,并游离、暴露胃左动脉

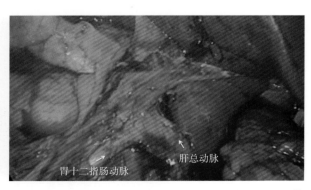

图 17-8　完成 D2 淋巴结清扫后,骨骼化肝动脉及胃血管

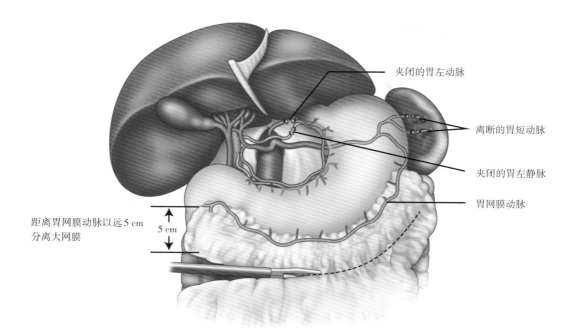

夹闭的胃左动脉

离断的胃短动脉

夹闭的胃左静脉

胃网膜动脉

距离胃网膜动脉以远5 cm
分离大网膜

5 cm

图17-9 沿着胃的边缘游离胃

膜用PDS缝合关闭,颈部切口的颈阔肌使用2-0
Vicryl缝线缝合,皮肤缝合使用4-0单丝线。

微创Ivor Lewis食管切除术

手术间内进行胃镜检查后,将患者置于仰卧
位,同如上介绍的位置一样行五孔法腹腔镜(图
17-6)。如图17-8,解剖膈肌脚及胃大弯并行

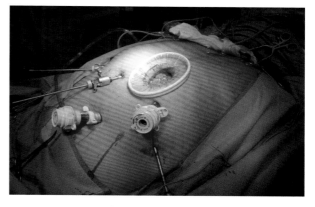

图17-10 腹部切口

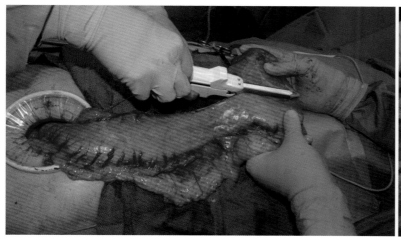

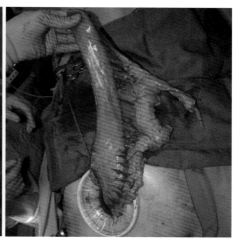

图17-11 做管状胃

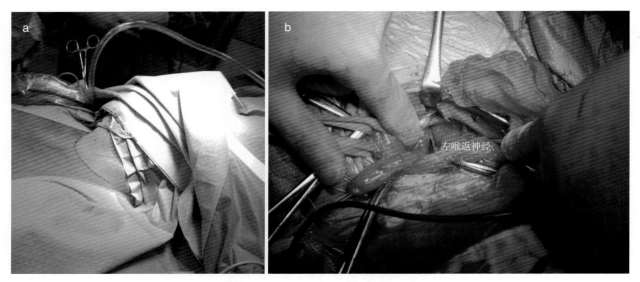

图17-12　a. 颈部切口。b. 在直视下切除部分颈段食管，并保护喉返神经

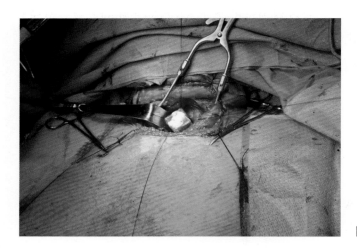

图17-13　颈部食管预留缝线

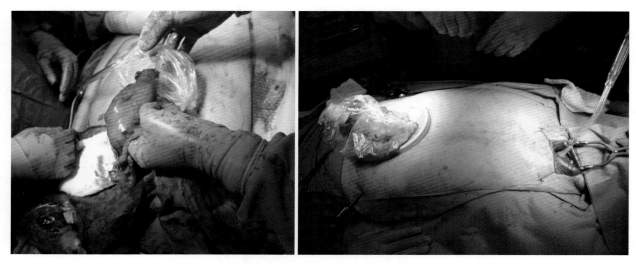

图17-14　将管状胃放入塑料袋中并牵引至颈部

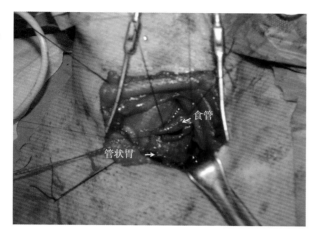

图17-15 行颈部吻合

完整的D2淋巴结清扫术。我们同样做1个5~6 cm的辅助切口以便完成幽门成形术及管状胃的准备。

通过GIA™切割吻合器制作4~5 cm的管状胃并缝合包埋切缘。管状胃的顶点及标本保持连接以便于上提管状胃时保持自然方向,根据最佳管状胃的长度来分离食管。对裂孔做适当成形,以防止术后裂孔疝的发生。2-0 PDS缝线缝合腹部切口的筋膜,4-0 Monocryl缝线缝合皮肤。

患者重新置于左侧卧位(图17-1),胸腔镜trocar的位置如图17-2。将患者置于头高脚低位并轻微向前倾,如图17-3所示,完成从胸廓入口到横膈膜的胸段食管游离及隆突下纵隔淋巴结

的解剖清扫。从胸廓入口到食管裂孔游离完食管后,上提标本及管状胃至胸腔(图17-3)。充分评估管状胃需要的长度及食管癌的病理学侵犯范围后,于奇静脉水平离断近端食管。切割吻合器离断管状胃及食管联系,标本送术中冰冻切片病理检查。

食管胃吻合术可以用吻合器或手工吻合。吻合器吻合:采用内绕环形吻合器,经胸或口咽入路将砧头引入近端食管。我们更倾向于通过1个稍微大的辅助切口、使用3-0 PDS缝线以连续缝合的方式行端侧手工吻合。用4-0编织尼龙缝线将纵隔胸膜覆盖于吻合口,行进一步加固。使用Endo Stitch™(Covidien, Minneapolis, MN)将管状胃固定于食管裂孔以防止疝的形成。引导1根鼻胃管通过吻合口。

充分冲洗胸腔后将1根19-French Jackson-Pratt引流管放置到吻合口附近,肋骨使用2-0 Vicryl缝线收拢,肌肉及皮下组织分层缝合(图17-16)。

注意点和并发症

出血

据报道,高达4%的食管手术中会发生严重出血,出血量和修复过程很大程度上取决于血管

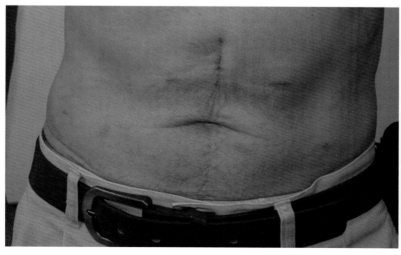
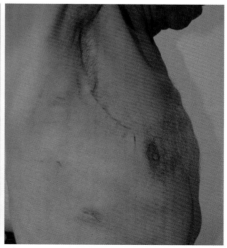

图17-16 微创Ivor Lewis食管切除术后的手术瘢痕

损伤位置。在食管的解剖过程中,良好的解剖知识及对所有主要血管走行的认识是至关重要的。食管邻近数条重要血管,包括主动脉、肺静脉和肺动脉,它们的意外损伤将导致灾难性的出血。此外,在游离过程中,如果没有充分控制住起源于主动脉的食管供养血管,将导致严重出血。

脾脏损伤

据报道,脾脏切除率在食管切除术中为4%~9%。损伤的主要原因是在游离胃的过程中因胃短血管的张力过大导致脾脏包膜的撕裂。如果可能的话,在行脾脏切除术前应先行尝试止血。腹腔镜应用越来越广泛,它降低了胃短血管的张力从而降低了脾切除率。

气管损伤

游离食管过程中,气管、隆突及左(右)支气管均易受到损伤。气管膜部紧贴食管,特别易受烧灼或产生钝性损伤。近端气管的损伤通常不会导致不稳定的生理状态,因为空气不会逸出进入胸腔。这些损伤的修复主要用可吸收线行间断缝合并用肌肉、心包脂肪垫包埋加固。远端气管的损伤可能会导致严重的血流动力学不稳定(虽然双腔管限制了它的发生),修复选择包括推进气管导管越过受损的地方,如可能,迅速修复破口。

神经损伤

在解剖胸廓入口及处理三切口食管切除术的颈部操作时极易损伤喉返神经。仔细解剖,并充分暴露神经,可避免它的意外损伤(图17-12)。

管状胃的坏死

最严重的并发症之一是由于误伤胃网膜右血管弓导致的管状胃缺血、坏死。约3%的患者会发生管状胃的缺血;据报道,在结肠代食管及空肠代食管中的发生率更高。管状胃缺血可以通过轻柔抓持管状胃、仔细解剖(特别是幽门窦区)以及解剖大弯侧时对动脉走行的仔细核实来避免。

其他的术后并发症

关于术后并发症的完整讨论超出了本章的范围。早期的术后并发症包括乳糜胸、管状胃的延迟坏死、吻合口瘘。呼吸系统的并发症是食管癌术后患者中最常见及可怕的并发症(肺炎、肺不张),最好的预防措施是早期下床活动、鼓励患者深呼吸以及良好的胸部护理。心脏并发症如心房颤动、室上性心动过速可能单独发生在术后的一段时间内,但它们往往预示着其他并发症,如吻合口瘘或肺炎,所以它们一旦发生就意味着需要进行全面检查。

·参·考·文·献·

［1］Lee L, Sudarshan M, Li C, et al. Cost-effectiveness of minimally invasive versus open esophagectomy for esophageal cancer. Ann Surg Oncol. 2013; 20: 3732-3739.

［2］Li C, Ferri LE, Mulder DS, et al. An enhanced recovery pathway decreases duration of stay after esophagectomy. Surgery. 2012; 152: 606-614.

［3］Luketich JD, Pennathur A, Awais O, et al. Outcomes after minimally invasive esophagectomy: review of over 1000 patients. Ann Surg. 2012; 256: 95-103.

［4］Raymond D. Complications of esophagectomy. Surg Clin North Am. 2012; 92: 1299-1313.

［5］Sudarshan M, Ferri L. A critical review of minimally invasive esophagectomy. Surg Laparosc Endosc Percutan Tech. 2012; 22: 310-318.

［6］Tapias LF, Morse CR. Minimally invasive Ivor Lewis esophagectomy: description of a learning curve. J Am Coll Surg. 2014; 218: 1130-1140.

第18章
杂交法经胸食管切除术
Hybrid Transthoracic Esophagectomy

Bernardo Borraez, Marco G.Patti
张晓彬 叶 波 译

临床病史

68岁男性患者,有20年胃灼热和反流的症状。最初通过H_2受体拮抗剂和抑酸药治疗。治疗10年之后,患者感觉症状加重,因此进行了完整的相关检查,结果如下:

- 食管钡餐造影检查:滑动性食管裂孔疝。
- 内镜检查:Barrett食管长度4 cm,伴有上皮化生,无异型增生。
- 食管测压:食管运动不佳。
- 24小时食管pH检测:平卧和直立位时均有大量反流。

之前已建议患者接受腹腔镜胃底折叠术,并且要求每年行内镜复查,但患者拒绝手术,并决定继续使用质子泵抑制剂以治疗。此后10年,患者并没有进行复查。现内镜检查显示Barrett食管长度8 cm,伴有上皮化生且有轻度、重度异型增生。活检1个5 mm黏膜结节,提示腺癌。食管内镜超声无法准确分辨是T_{1a}期还是T_{1b}期。淋巴结活检结果显示N_0。胸腹部CT结果提示无异常发现。患者已顺利行内镜下黏膜切除术,但病理结果显示肿瘤基层切缘阳性。因此决定实施食管切除术。

手术方式:杂交经胸食管切除术

此种术式包括2个部分:① 腹腔镜下进行胃的准备工作和幽门成形术。② 开胸胃上提、食管切除和食管胃吻合。

在手术开始前,需要行硬膜外导管、双腔气管导管和动脉监测的插管。

腹腔镜部分

图18-1显示了行手术腹腔镜部分时,手术团队小组在手术台上的站位。我们需要5个trocar实施手术解剖和管状胃准备(图18-2)。此部分手术时,Trocar 1插入腔镜摄像头,行幽门成形术时,摄像头调换到trocar 3,通过trocar 1、trocar 5来缝合。

在最薄的肝尾叶上方开始分离肝胃韧带(图18-3、图18-4),用血管夹夹闭左肝动脉(起源于胃左动脉)(图18-5、图18-6)。

继续向近端进行解剖,分离右膈肌脚(图18-7)。电刀分离膈食管膜(图18-8)。此后向膈肌上游离后纵隔约5 cm,分别在前、后两侧完成(图18-9)。因为要将食管与主动脉分离,所以这一过程非常关键。有时由于术前放疗致解剖结构改变,或者肿瘤扩散至食管壁外,分离食管和大动脉时很难找到合适的手术操作平面。此时,将这一部分的解剖留至开胸部分进行是比较安全的。同时清除下纵隔淋巴结。

分辨胃网膜右动脉(图18-10)。利用双极电刀切开脾胃韧带(图18-11)。切断胃短动、静脉,继续分离直至左膈肌脚(图18-12)。在左膈肌脚、食管和胃之间建立一个连接左、右的窗口通道(图18-13、图18-14)。在此处食管周围放置一个烟卷式引流管牵引暴露。

离断冠状静脉和胃左动脉。离断时要直至这2根血管根部以便清扫更多的胃左淋巴结(图18-15～图18-18)。为了离断这些血管,要在trocar 2插入45 mm钉仓的内镜下切口吻合器Endo GIA™吻合器(Covidien, Minneapolis, MN)(图18-19～图18-21)。使用剪刀或者电钩清除食管和胃后

的粘连。

使用双极电凝剪打开胃结肠韧带(图18-22～图18-25)。完成此步骤后,胃的血液供应来源为胃右动脉和胃网膜右动脉。

纵向打开幽门,以便准备操作幽门成形术(图18-26、图18-27)。将卷样的可吸收海绵通过幽门前方切口置入肠腔,以分隔前、后壁(图18-28、图18-29)。切口用2-0丝线横向间断缝合(图18-30、图18-31)。为了方便完成此操作过程,摄像头需要转到trocar 3,以便缝合时能够120°翻转。术者站在手术台右侧,利用trocar 1和trocar 5b进行缝合操作。

在腹腔镜手术最后,应检查各部位(尤其是胃部)有无出血等异常情况,然后移除trocar并缝合切口。注射局部麻醉药并用无菌敷料覆盖。

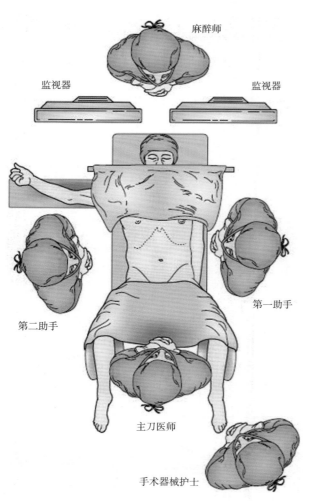

图18-1 手术台上手术团队站位

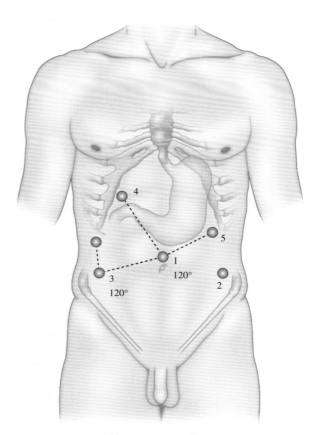

图18-2 Trocar位置

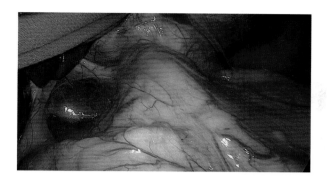

图18-3 肝胃韧带

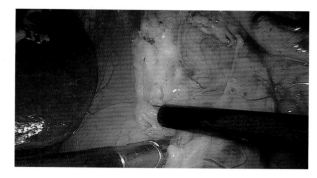

图18-7 继续向近端进行游离,从食管上分离右膈肌脚

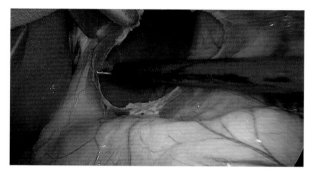

图18-4 从最薄的肝尾叶上方开始分离肝胃韧带

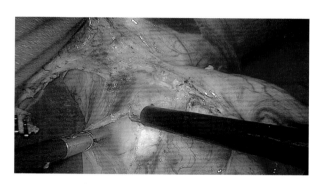

图18-8 电刀分离膈食管膜

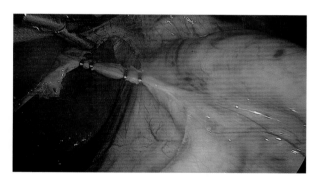

图18-5 钛夹夹闭左肝动脉(起源于胃左动脉),并离断

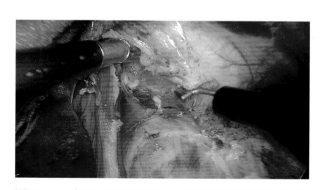

图18-9 向隔上继续游离5 cm的纵隔食管(横向、向前、向后)

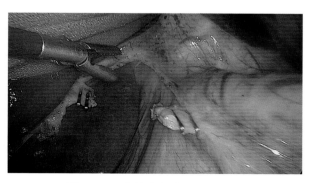

图18-6 在钛夹间离断左肝动脉

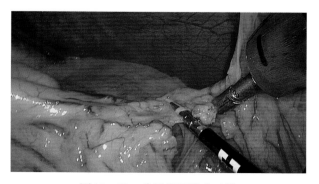

图18-10 分辨胃网膜右动脉

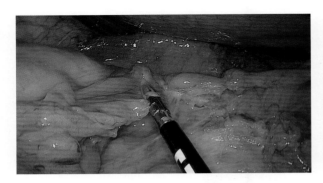

图18-11　双极电刀切开脾胃韧带

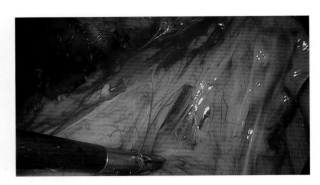

图18-15　离断冠状静脉和胃左动脉至血管根部

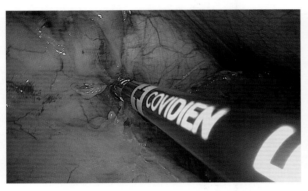

图18-12　切断胃短动、静脉,继续分离直至左膈肌脚

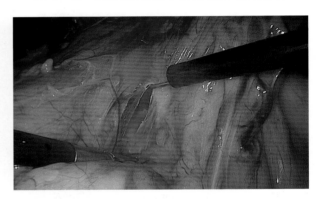

图18-16　离断冠状静脉和胃左动脉至血管根部,电钩分离周围组织

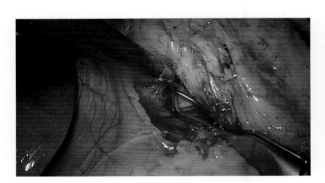

图18-13　在膈肌右侧的左膈肌脚、食管和胃之间形成一个"窗口"

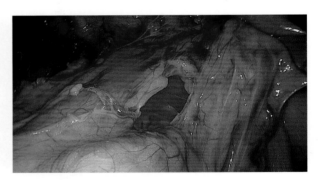

图18-17　离断冠状静脉和胃左动脉至血管根部,显露胃左动、静脉根部

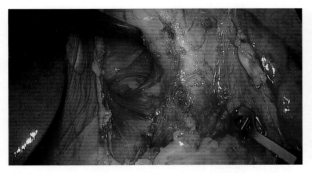

图18-14　在左膈肌脚、食管和胃之间形成一个"窗口",完成后的胃后通道

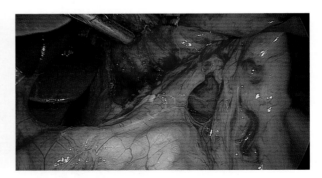

图18-18　离断冠状静脉和胃左动脉至血管根部,完成胃左动脉分离

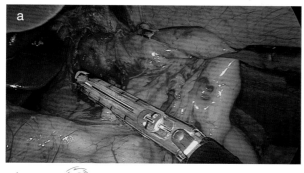

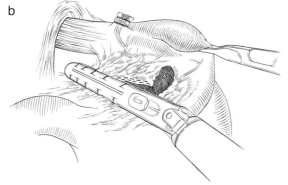

图18-19 a、b. 45 mm钉仓的内镜下切口吻合器Endo GIA™吻合器(Covidien, Minneapolis, MN),离断冠状静脉和胃左动脉

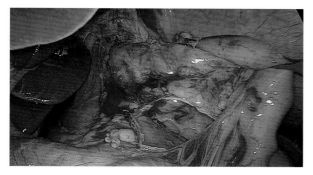

图18-20 横断的血管,离断后胃左动、静脉及周围组织

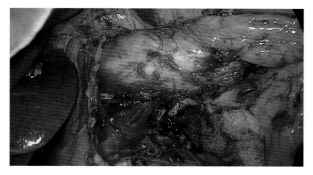

图18-21 横断的血管,进一步向右侧膈肌脚显露

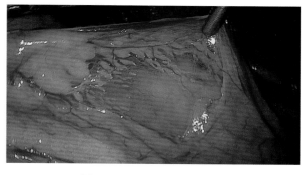

图18-22 打开胃结肠韧带

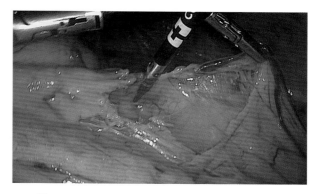

图18-23 打开胃结肠韧带,并向脾胃间隙延伸

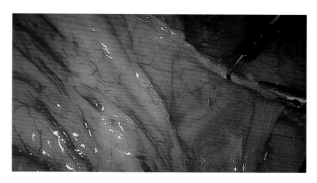

图18-24 打开胃结肠韧带,接近脾胃韧带

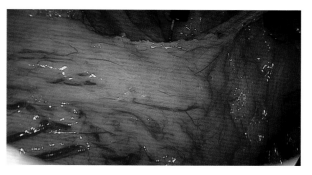

图18-25 打开胃结肠韧带,电钩分离

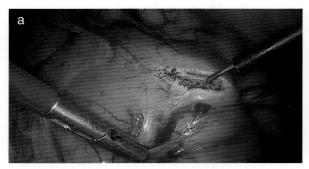

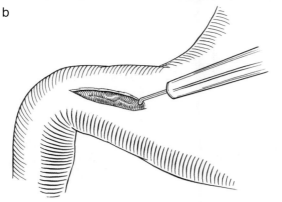

图18-26　a、b. 纵向切开幽门

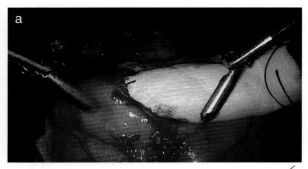

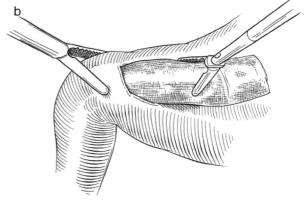

图18-28　a、b. 将卷样的可吸收海绵通过切口插入幽门以分隔前后壁

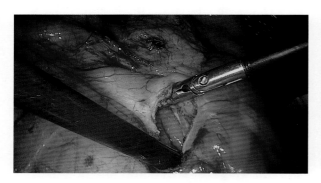

图18-27　幽门已被纵向切开

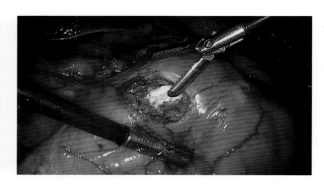

图18-29　海绵烟卷已插入

经胸部分

腹腔镜部分操作完成之后,将患者安置为左侧卧位,并在右胸第5肋间行后外侧切口。

分离下肺韧带以便右肺完全回缩。打开奇静脉上、下方的胸膜,用适合血管的 Endo GIA™ 直线侧侧切割吻合器离断奇静脉。然后游离奇静脉上方3 cm 至横膈膜的食管,与腹腔镜游离处会师。通常,纵隔淋巴结的清扫数量为10～15枚。上提胃,然后在胃左动脉第2和第3分支之间分离小弯

侧网膜,建立缺口,使用 Endo GIA™ 离断胃体,范围由 His 角至先前建立的小弯侧网膜缺口。图18-32显示离断前将胃放置在食管后方。

下一步操作主要为切断食管。为避免食管黏膜层与肌层分离,在进行切断操作前,用 Satinsky 钳夹住食管断端(图18-33)。然后在奇静脉以上约3 cm 处用电刀切断食管(图18-34)。

食管放置在胃前壁上方(图18-35),并用3-0丝线进行全层缝合固定在恰当位置。为避免插入

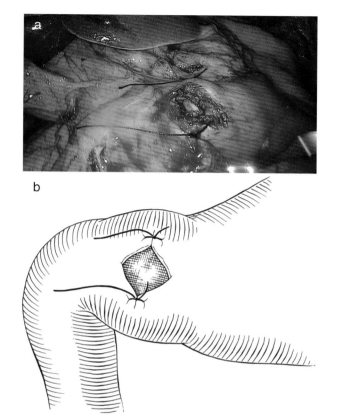

图18-30　a、b. 在开口两端缝合

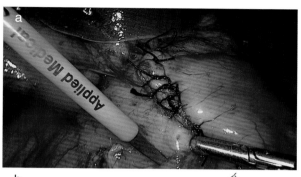

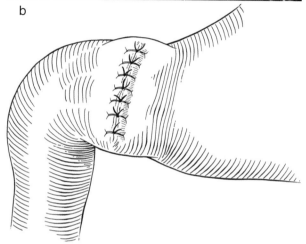

图18-31　a、b. 用2-0丝线横向间断缝合

吻合器时食管黏膜层滑动,使用全层3-0丝线缝合食管左、右两侧和中间位置(图18-36)。然后在食管断端位置的胃前壁行胃壁切开,将胃造口上端边缘与食管后壁缝合(图18-37)。将45 mm内镜下切割吻合器(Endo GIA™)的一侧前臂插入胃内,另一侧前臂插入食管内(图18-38)。通过击发后在食管后壁和胃前壁间行4 cm长吻合口,可通过腔内检查吻合口是否有出血(图18-39)。将鼻胃管从食管放入胃内。用3-0可吸收缝线连续缝合吻合口前端内层黏膜,随后用3-0缝线间断缝合吻合口外层(图18-40、图18-41)。在右侧胸腔放置2根胸腔引流管(直导管和弯导管),最后分层闭合胸壁。

术后护理

患者在手术室拔除气管插管后,在ICU留观

1晚,随后转入普通病房。术后前5天用硬膜外导管给药以缓解疼痛。术后3天拔除鼻导管,并于第4天予患者流质饮食。患者于8天后出院,嘱半流质饮食。

病理报告显示:T_{1b}期食管腺癌,无阳性淋巴结(0/26)。切缘无肿瘤残余。

杂交食管切除术

在过去20年里,为了降低食管癌的发病率和死亡率,食管切除术相关的微创技术进步明显。我们首选混合经胸食管切除术,包含腹腔镜胃游离准备和开放胸部手术。腹腔镜手术同开放手术遵循相同的原则,但是手术创口大为减小并且有效规避了术后切口疝发生的风险。开放胸部手术的优点在于,扩大暴露视野便于淋巴结清扫术和胃食管吻合术的实施。正如Collard与Orringer医

师描述的那样,我们也实施侧侧吻合术(见参考文献)。在我们的经验中,这种吻合术大大减少了吻合口瘘和吻合口狭窄的发生。

致谢 图片引自SPIES系统。感谢Storz公司。

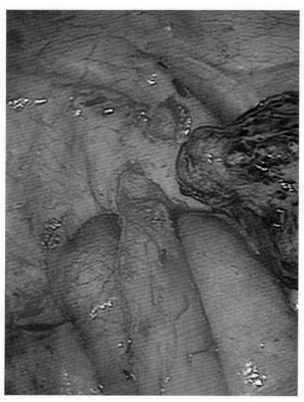

图18-32 离断前,将胃放置在食管后方

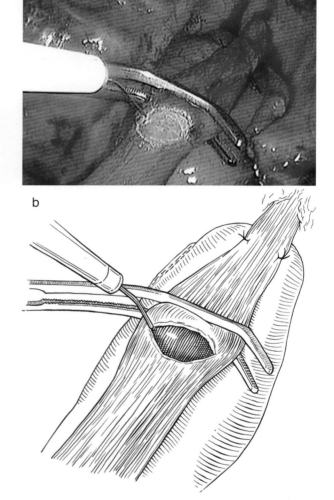

图18-34 a、b. 在奇静脉上约3 cm处用电刀切断食管

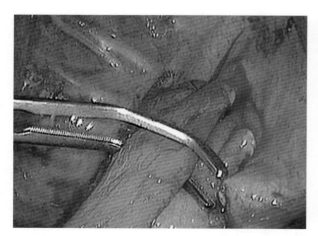

图18-33 在切断食管时,用Satinsky钳夹住食管,避免食管黏膜与肌层滑脱

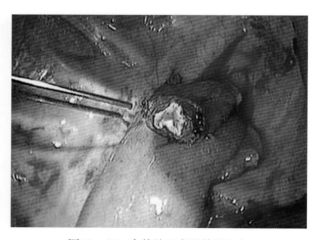

图18-35 食管放置在胃前壁上方

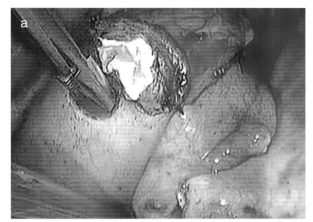

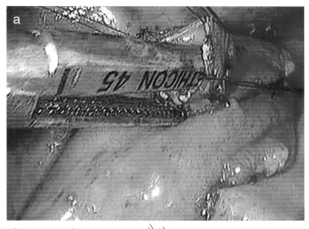

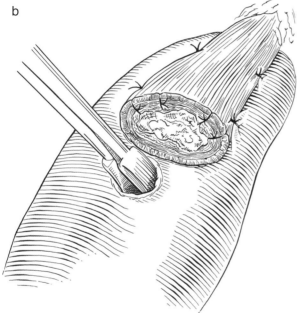

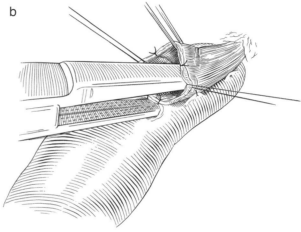

图18-38　a、b. 吻合器一侧前臂插入胃内,另一侧前臂插入食管内

图18-36　a、b. 3-0丝线全层缝合在食管残端两侧和中间,以避免插入吻合器时黏膜层滑动

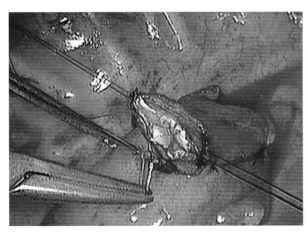

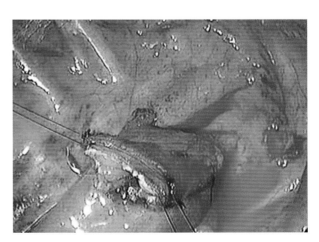

图18-37　将胃造口上端边缘与食管后壁缝合

图18-39　检查吻合线

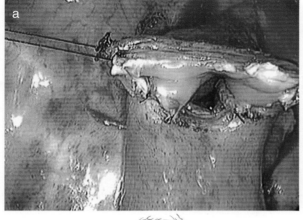

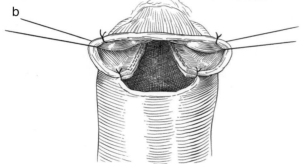

图18-40 a、b. 缝合吻合口前壁

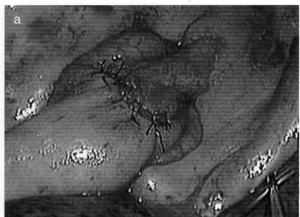

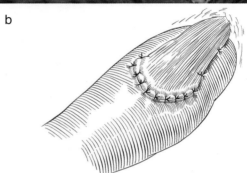

图18-41 a、b. 吻合口最终形态

·参·考·文·献·

［1］Allaix ME, Herbella FA, Patti MG. Hybrid trans-thoracic esophagectomy with side-to-side stapled intrathoracic esophagogastric anastomosis for esophageal cancer. J Gastrointest Surg. 2013; 17: 1972-1979.

［2］Briez N, Piessen G, Torres F, et al. Effects of hybrid minimally invasive oesophagectomy on major postoperative pulmonary complications. Br J Surg. 2012; 99: 1547-1553.

［3］Collard JM, Romagnoli R, Goncette L, et al. Terminalized semimechanical side-to-side suture technique for cervical esophagogastrostomy. Ann Thorac Surg. 1998; 65: 814-817.

［4］Gorenstein LA, Bessler M, Sonett JR. Intrathoracic linear stapled esophagogastric anastomosis: an alternative to the end-to-end anastomosis. Ann Thorac Surg. 2011; 91: 314-316.

［5］Kim RH, Takabe K. Methods of esophagogastric anastomoses following esophagectomy for cancer: a systematic review. J Surg Oncol. 2010; 101: 527-533.

［6］Lee JM, Cheng JW, Lin MT, et al. Is there any benefit to incorporating a laparoscopic procedure into minimally invasive esophagectomy? The impact on perioperative results in patients with esophageal cancer. World J Surg. 2011; 35: 790-797.

［7］Luketich JD, Pennathur A, Awais O, et al. Outcomes after minimally invasive esophagectomy: review of over 1000 patients. Ann Surg. 2012; 256: 95-103.

［8］Okabe H, Tanaka E, Tsunoda S, et al. Intrathoracic esophagogastric anastomosis using a linear stapler following minimally invasive esophagectomy in the prone position. J Gastrointest Surg. 2013; 17: 397-402.

［9］Orringer MB, Marshall B, Iannettoni MD. Eliminating the cervical esophagogastric anastomotic leak with a side-to-side stapled anastomosis. J Thorac Cardiovasc Surg. 2000; 19: 277-288.

［10］Raz DJ, Tedesco P, Herbella FA, et al. Side-to-side stapled intra-thoracic esophagogastric anastomosis reduces the incidence of leaks and stenosis. Dis Esophagus. 2008; 21: 69-72.